Gabriele Röhn

Der Tanz ins Leben

Aus meinem Krebstagebuch

Bibliographische Informationen Der Deutschen Bibliothek:
Die Deutsche Bibliothek verzeichnet diese Publikation in der Deutschen Nationalbibliographie; detaillierte bibliographische Daten sind im Internet über http: / / dnb.ddb.de abrufbar.

Der Bericht beruht auf Tatsachen, ist aber, wie der Titel zeigt, ein Auszug aus einem Tagebuch, also eine Auswahl der Ereignisse und das subjektive Empfinden der Autorin und sollte nicht mit irgendwelchen Personen aus ihrem Umfeld in Verbindung gebracht werden. Daher sind alle Ärztenamen anonymisiert und auch die Krankenhäuser, wo die Operationen und Therapien stattgefunden haben, nicht angegeben. Die im Buch namentlich erwähnten Personen waren mit ihrer Nennung einverstanden.

Die Gedichte von Ruth Brühl wurden mit freundlicher Genehmigung entnommen aus: Hans Nitsche (Hg.) „Brandung", Verlag AIB Olpe, Bad Honnef, 2002 und
Ruth Brühl „Flügelschlag", Wolkensteinverlag, Köln, 1991.

Fotonachweis:
(Titel, S. 60, 99) Karlheinz Schnell; (S. 13, 30, 32, 44, 57, 67) Hans Bebak; (S. 26) Uniklinik Köln; (S. 103) Michael Wodak; (Umschlag hinten) Regine Röhn.

Internet: http: / / www.gabriele-roehn.de
Herstellung und Verlag: Books on Demand GmbH, Norderstedt
Umschlaggestaltung und Layout: Karlheinz Schnell, Regensburg
Redaktion und Lektorat: Dr. Marietta Benkö, Köln
ISBN 3-8334-1515-0

Die Diagnose

Die Therapie

Das Leben ist schön

Die Diagnose

1

Not

Du fragst
warum,

Du fragst
warum ich,

Du sagst
ich wollte doch,

Du sagst
ich hätte noch.

Mir versagen
die Worte,

wenn ich Dich
umarme.

Ruth Brühl

3. Juni

Ich sitze am Schreibtisch, und es juckt an meiner Brust. Ich kratze mich und fühle dabei eine kleine Verdickung. Ich denke, es ist ein Stückchen Spitze von meinem Unterhemd, fühle aber noch einmal hin. Es ist nicht die Spitze, es ist ein kirschkerngroßer Knoten in der rechten Brust. Mich durchzuckt ein Schreck. Ich versuche, mich zu beruhigen, will ja nicht hysterisch sein. Ich beobachte den Knoten drei Wochen lang, um heraus zu bekommen, ob er sich im Laufe meines Zyklus verändert. Er verändert sich nicht, ist immer da, mal mehr, mal weniger deutlich spürbar. Ich vereinbare einen Termin mit meiner Gynäkologin.

6. Juli

Gehe zur Untersuchung. Frau Dr. M. tastet den Knoten, macht eine Sonographie[2] und beruhigt mich: das sei absolut harmlos, nur ein kleines Fibrom[2], jede zweite Frau in meinem Alter habe so etwas, ich brauche mir überhaupt keine Sorgen zu machen. Welch ein Glück, ich bin erleichtert und schäme mich sogar ein bisschen, dass ich mich so aufgeregt habe. Ich vergesse den Knoten, nur ab und zu spüre ich ihn beim Duschen oder Eincremen.

29. November

Gynäkologische Routineuntersuchung. Ich frage Frau Dr. M. so ganz nebenbei, was denn mit dem Fibrom sei, ob das so bleibe oder auch mal wieder verschwinde. Sie tastet es noch einmal ab, macht wieder eine Sonographie und betont erneut, dass alles in Ordnung sei. Um den Verlauf besser beobachten zu können, empfiehlt sie mir aber eine Mammographie[3].

Ich versuche in dem mir genannten Röntgeninstitut einen Termin zu bekommen: Der früheste Termin ist nächstes Jahr, Anfang Juli, oder sind Sie privat versichert? Dann können Sie schon im März kommen! Ich bin fassungslos. Das sind noch vier Monate bis dahin. Wie gut, dass ich nur eine Kontrollaufnahme brauche, bei der es auf die Zeit nicht ankommt. Man stelle sich vor, ich hätte wirklich einen Befund und müsste so lange warten. Ein normaler Brusttumor hat immerhin eine Verdoppelungszeit von drei bis vier Monaten.

11. Januar

Ich gehe zu Frau Dr. M., weil ich ein Rezept brauche. Dabei erwähne ich die Geschichte mit dem Mammographie-Termin. Sie sagt, das dürfe so nicht sein und nennt mir die Adresse eines anderen Institutes. Ich rufe dort an und bekomme innerhalb von zwei Tagen einen Termin. Es geht also auch so.

15. Januar

Die Mammographie ist negativ. Ich habe ein sehr dichtes Drüsengewebe, man kann auf den Bildern nichts erkennen. Die Radiologin, die mich untersucht, möchte noch eine Sonographie machen. Sie ist recht unfreundlich und drückt heftig und lange auf meinem Busen herum. Sie erkennt neben dem tastbaren Knoten noch zwei weitere Herde, kann aber nicht sagen, was es ist. Sie empfiehlt mir eine histologische[4] Abklärung. Das jagt mir natürlich wieder einen Schrecken ein, aber diese Radiologin wirkt auf mich völlig verunsichert, so dass ihr wahrscheinlich nichts anderes übrig bleibt, als mir die weitere Abklärung zu empfehlen.

Auf dem Rückweg fahre ich bei meiner Hausärztin, Frau Dr. K., vorbei und erzähle ihr von der Untersuchung. Sie beruhigt mich und meint, die Lokalisation des Knotens im oberen inneren Quadranten[5] sei völlig untypisch für einen Tumor. Sie empfiehlt mir, noch eine weitere Meinung einzuholen.

21. Januar

Ich zeige Frau Dr. M. den Befund. Sie kann es auch nicht glauben und schickt mich in die Klinik zu Dr. W., einem Sonographie-Spezialisten. Ich muss noch zwei Wochen warten, da der beste Termin zur Untersuchung zwischen dem fünften und zehnten Zyklustag liegt.

25. Januar

Habilitationsfeier eines Kollegen aus der Klinik. Das Büfett ist gut und reichlich, die Luft ist schlecht und warm, ich bin müde und plötzlich wird es mir flau im Kopf. Ich denke noch, es wäre vielleicht besser, mich irgendwo hinzusetzen, doch da ist es schon zu spät. Ich verliere das Bewusstsein und kippe einfach um. Nach fünf Minuten komme ich wieder zu mir, ohne zu wissen, was passiert ist. Ich habe einen Tisch voller Gläser umgeworfen und liege in einem Haufen Scherben. Mein Kopf schmerzt, ich habe eine dicke Beule, eine blutende Wunde und überall Prellungen. Man bringt mich nach Hause. Ich rufe Hans, einen guten Freund, an, bitte ihn zu kommen und die Nacht bei mir zu bleiben, damit er helfen kann, falls mein Zustand sich verschlimmert.

30. Januar

Acht Uhr morgens, die tägliche Röntgenbesprechung in der Klinik. Ich sitze auf meinem Stuhl und spüre plötzlich wieder das flaue Gefühl im Kopf. Ich bekomme heftige Angst und denke nur noch: nicht schon wieder umfallen! Doch ich sacke weg, halte mich an meinem Nachbarn fest, die Kollegen stürzen sofort zu mir her und legen mich flach hin. Ich werde auf die Station gebracht und gründlich zerebral[6] und kardiologisch[7] untersucht. Zum Glück sind alle Befunde negativ, ich bin kerngesund. Aber die Angst bleibt, dass mir das wieder passieren könnte, womöglich mitten auf der Straße oder beim Autofahren. Die Ärzte beruhigen mich. Ich solle gegen die Angst angehen, dann würde es schon wieder gut.

4. Februar

Frau Dr. K. macht ein Belastungs-EKG[8]. Bei 175 Watt kippe ich um, eine Belastung, die ich vor einem Jahr noch gut geschafft habe. Und es sind die gleichen Symptome wie vorher bei meinem Sturz: starkes Zittern, Schweißausbruch, eiskalte Hände und Füße. Ich gehe ganz langsam nach Hause und es dauert zwei Stunden, bis ich mich wieder erholt habe.

5. Februar

Termin zur Sonographie. Ich sitze ganz friedlich im Wartezimmer mit der Vorstellung, dass nun endlich dieser blöde Befund aus der Welt geschafft wird. Dr. W. untersucht mich - gezielt, routiniert, souverän. Ich spüre, dass er Ahnung hat. Er findet die drei Herde, die auch von der Radiologin beschrieben wurden, und schaltet den Doppler[9] ein. Der zeigt, dass mindestens zwei der drei Herde vaskularisiert[10] sind.

Spätestens da weiß ich: etwas stimmt nicht. Das sieht nicht gut aus, sagt er, sofort zur Kernspintomographie[11] und dann eine Probebiopsie[12]. Und auf den Anforderungsschein schreibt er: Verdacht auf multilokales Mamma-Ca! Ich bin wie betäubt. Ich kann es nicht glauben. Verdacht auf multilokales[13] Mamma-Ca[14]! Dieser Satz brennt sich in meine Großhirnrinde ein und verfolgt mich. Verdacht auf multilokales Mamma-Ca! Das kann nicht sein, das gibt es nicht. Ich gehe, ohne einen klaren Gedanken fassen zu können, in die Radiologie und versuche, einen Termin für die Kernspintomographie zu bekommen. Das ist erst einmal schwierig. Zurück in der Klinik, will ich mit irgendjemandem sprechen, aber alle Kollegen sind im OP. Ich rufe Frau Dr. M. an, sie ist in Urlaub. Also gehe ich in mein Labor und bereite eine Versuchsreihe vor - *business as usual* - und die ganze Zeit über dieser Satz im Kopf. Ich weiß nicht, was ich messe, aber es ist gut, dass ich mich beschäftigen kann. Am Nachmittag treffe ich unseren neuen Oberarzt und erzähle ihm, was passiert ist. Er ist sehr betroffen. Seine Frau ist Gynäkologin in Düsseldorf, und er bietet mir ihre Hilfe an. Es tut gut, mit ihm zu reden.

Ich gehe nach Hause und beginne zu telefonieren. Ich rufe alle möglichen Leute an, ich muss es einfach loswerden. Jeder ist erschrocken, erschüttert, hilflos. Ich spreche auch mit der Gynäkologin aus Düsseldorf, sie macht mir Mut und gibt mir Ratschläge, was ich tun kann. Und sie sagt, es sei ja bislang nur ein Verdacht, es könnten immer noch völlig gutartige Knoten sein.

6. Februar

Spreche in der Klinik mit meinem Chef und unserem leitenden Oberarzt. Beide wollen helfen, soweit sie können. Der Oberarzt vereinbart sofort einen Kernspin-Termin für mich und fragt seine Frau, die Pathologin ist, wo ich die beste Histologie bekommen kann. Sie sagt, Dr. W. hätte einen guten Ruf und mache hervorragende Biopsien. Und sie will sich persönlich um die Histologie kümmern. Das ist alles eine große Beruhigung. Gehe am Nachmittag zu Frau Dr. S., einer Psychotherapeutin, bei der ich seit einem halben Jahr wegen meiner starken Migräne in Behandlung bin. Auch sie ist sehr betroffen, redet mir aber gut zu, schließlich sei noch gar nichts bewiesen.

Abends ist Tanztraining. Das lenkt mich etwas ab und ist Balsam für Körper und Seele.

7. Februar

Heute ist Weiberfastnacht und ich liege zur Kernspintomographie in der Röhre. Ein junger Assistenzarzt zeigt mir die Bilder. Der Tumor ist durch starke Kontrastmittelaufnahme deutlich sichtbar. Aber er meint, das hätte noch nichts zu bedeuten, auch gutartige Tumoren könnten Kontrastmittel aufnehmen. Eine endgültige Aussage könne man erst nach Berechnung des Flow[15]-Verhaltens machen. Das Ergebnis bekomme ich morgen Mittag. Und die Lymphknoten seien frei. Na, wer sagt es denn, je länger ich mich mit dem Gedanken auseinander setze, desto eher glaube ich an die Gutartigkeit. Alles andere kann einfach nicht sein. Es ist schon erstaunlich, welche Verdrängungsmechanismen da in kürzester Zeit aktiviert werden - das nenne ich gelungenen Selbstschutz.

8. Februar

Der Kernspin-Befund ist niederschmetternd: inhomogenes Kontrastmittel-Enhancement[16], Größenausdehnung 4 cm, zusätzlich mehrere Kontrastmittel-Anreicherungen bis 3 mm Größe, 100%iges frühes Enhancement, 1 cm großer Lymphknoten axillär[17]. Das bedeuted: dringender Verdacht auf multizentrisches Mammakarzinom. Also nicht nur ein großer, sondern noch mehrere kleine Knoten, rasche Kontrastmittelaufnahme, was auf Malignität[18] hinweist, und dazu noch ein anreichernder Lymphknoten. Das ist brutal, alle Verdrängung umsonst, jetzt heißt es, der Realität ins Auge blicken. Doch ich kann nicht, ich schaffe das nicht. Was soll ich tun? Ich bin völlig verzweifelt. Ich rufe Dr. W. an und frage ihn, ob ich mit ihm sprechen kann. Ich darf sofort zu ihm kommen, und wir sitzen lange zusammen. Er erzählt mir ungeheuer viel über Operation, Brustamputation, Rekonstruktion[19] und sonstige Therapien, aber das alles dringt gar nicht bis zu mir durch. Ich höre, was er sagt, begreife nichts und weiß nicht mehr, was ich denken soll. Wir vereinbaren die Gewebeentnahme für Dienstag, dann werden wir weiter sehen.

Auf dem Heimweg überlege ich, was ich jetzt tun kann. Mein erstes Gefühl sagt mir: Ich möchte raus, weg von hier, am liebsten mit Hans durch den Wald laufen, atmen, weinen. Ich gehe bei Frau Dr. K. vorbei, sie fängt mich auf, macht mir Mut. Sie sagt, folgen Sie Ihrem Gefühl, bleiben Sie jetzt nicht allein die vier Tage bis Dienstag, fahren Sie weg mit Ihrem Freund. Sie gibt mir eine leichte Beruhigungsspritze und erklärt mir noch, dass mein EKG vom Montag zwar in Ordnung, ich aber körperlich ziemlich fertig sei und keine Reserven mehr hätte. Sie will mich aufpäppeln, damit ich die schwere Zeit, die jetzt vor mir liegt, auch gut durchstehe.

Zu Hause fange ich wieder an zu telefonieren. Zuerst mit Hans, auch er ist richtig erschrocken und sagt sofort, dass er kommt. Wir überlegen, wohin wir fahren könnten, aber es ist Karneval, und da bekommt man wahrscheinlich nirgends ein Zimmer. Außerdem ist schreckliches Wetter mit Regen, Kälte und Wind angesagt. Also beschließen wir, zu Hause zu bleiben. Hauptsache, er ist da, und ich bin nicht allein mit meinem Kummer.

Ich telefoniere fünf Stunden lang. Es ist gut, wenn ich mit Leuten reden kann, dann habe ich das Gefühl, dass ich nicht die ganze Last allein tragen muss. Ich versuche, mir ein Konzept zu machen oder wenigstens einen Plan für die nächsten Tage. Ich spreche auch mit Udo, meinem Tanzpartner, denn ich werde jetzt wohl eine Zeitlang nicht mehr tanzen können. Er redet mir gut zu und sagt: Wir schaffen das! Ich bin zutiefst gerührt, möchte weinen, aber ich kann nicht. Der Schock sitzt noch zu tief. Danach gehe ich völlig erschöpft ins Bett. Ich schlafe zwar sofort ein, werde aber in der Nacht immer wieder wach und spüre, wie die Verzweiflung in mir hochkriecht.

9. Februar

Ich beginne den Tag relativ gefasst, wahrscheinlich zeigt die Beruhigungsspritze ihre Wirkung. Gegen Mittag kommt Hans. Er ist einfach nur da, hört mir zu und nimmt mich in den Arm, wenn ich jetzt plötzlich zu weinen anfange. In mir ist alles durcheinander: Einmal sehe ich die Situation ganz realistisch und rein wissenschaftlich, dann kommen von einer Minute zur anderen wieder Angst und Verzweiflung hoch und ich muss hemmungslos weinen. Und dazu immer die gleichen Fragen: Wie wird es werden? Kann ich es schaffen? Habe ich die Kraft, das alles durchzustehen? Und was ist, wenn sie nächste Woche bei der Untersuchung Metastasen[20] finden ...?

Ich habe einen Film gekauft und lasse mich von Hans fotografieren, mit beiden Brüsten, damit ich später noch weiß, wie ich einmal ausgesehen habe. Denn ich werde nie wieder so aussehen wie jetzt, und bei diesem Gedanken muss ich schon wieder weinen.

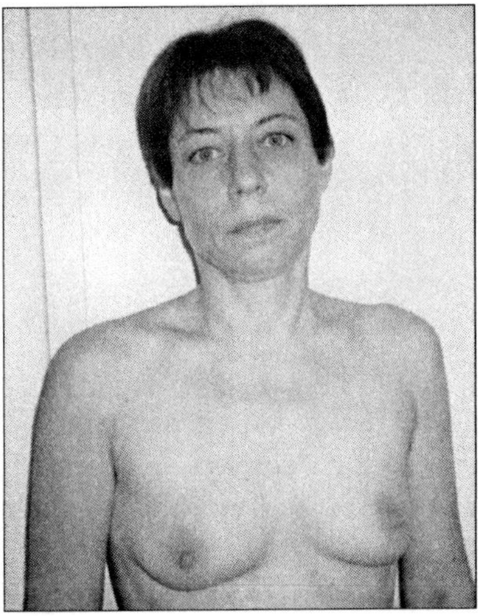

So werde ich nie wieder aussehen ...

11. Februar

Habe allmählich die Situation schon wieder ganz gut im Griff. Ich packe es an, ich werde kämpfen! Ich organisiere meine Zukunft, ordne meine Dinge, suche mir Hilfe. Alle sind erschrocken, bestürzt und wollen helfen. Doch dann überkommt mich auf einmal ein schlechtes Gefühl: Es tut zwar unendlich gut, zu spüren, dass so viele Menschen zu mir stehen, aber muss ich erst diese schreckliche Krankheit bekommen, um die Zuneigung meiner Umgebung zu erlangen, und welches Recht habe ich dazu? Darf ich die anderen überhaupt damit belasten? Muss ich da nicht allein durch, so wie in meinem ganzen bisherigen Leben auch? Und wie werde ich mit dieser mir so unbekannten Schwäche zurecht kommen? Ich war doch immer stark, ich habe immer alles gekonnt - und auf einmal soll das nicht mehr so sein? Auch daran werde ich mich wohl gewöhnen müssen.

12. Februar

In die Klinik zur Biopsie. Dr. W. ist sehr freundlich, und unter lokaler Betäubung schießt er mir drei Gewebestücke aus dem Busen. Verband drauf und weiter zum Metastasenscreening[21]: Röntgen-Thorax[22] (Metastasen in der Lunge?) und Abdomensonogragraphie[23] (Metastasen in der Leber?), beide unauffällig. Termin zur Skelettszintigraphie[24] (Metastasen in den Knochen?) in der Nuklearmedizin am Donnerstag. Für morgen ein Vorstellungstermin in Düsseldorf. Nun geht es endlich voran. Das Loch in meinem Busen tut weh. Ein winzig kleiner Vorgeschmack auf das, was kommen wird. Und noch so viele Fragen: Wo soll ich mich operieren lassen? Wer ist gut? Dr. W. geht nächste Woche in Urlaub. Kann ich warten, bis er zurückkommt? Stehe ich das psychisch durch? Oder doch lieber nach Düsseldorf? Und was ist mit adjuvanter[25] Therapie?

Bekomme viel Post mit guten Gedanken und Wünschen, die mir Kraft geben.

Meine Schwester Johanna schreibt:

„... Da sitze ich nun und möchte Dir liebe Worte schreiben und weiß nicht, wie ich das anstellen soll. Alles, was ein Nichtbetroffener schreibt, muss sich wie der blanke Hohn anhören, für den, der sich mit so einer Krankheit konfrontiert sieht. Ich denke einfach viel an Dich, sehe Dich vor mir, wie Du Dich in Deiner Wohnung bewegst oder Dich in Deinem Sessel räkelst und Musik hörst oder strickst, wie Du in Deinem großen Bett liegst oder auf der Terrasse nach den Blumen schaust – und wie Du im Bad vor dem Spiegel stehst und Deine Brust anschaust, von der Du Dich jetzt verabschieden musst. Was das wohl für ein Gefühl ist, dieses Unabwendbare. Ich freue mich, wenn ich daran denke, was Du in Deinem Leben alles geschafft hast und wie viel Kraft Du hast. Vielleicht liegt darin die Lektion, die Dein Körper, Deine Krankheit Dir mitteilen will: dass Du die Kraft bisher nur auf einer Ebene, der Leistungsebene, eingesetzt hast und dass nun dran ist, das zu lernen, Dir das zu eigen zu machen, was Du noch nicht so gut kannst: das Loslassen, das Hinnehmen, das Abgeben. Glaubst Du, Du könntest diese massive Bedrohung als Wendepunkt nehmen und voller Mut und Entschlossenheit Dich an das andere Ende der Skala begeben? ...“

E. schickt mir die folgenden Zeilen:

„... Während Du nun Deinen Gang durch die Mühlen der Therapie antrittst, sind meine Gedanken bei Dir. Möge es Dir gelingen, aus den tiefsten Tiefen Deines Selbst Mut, Vertrauen und Zuversicht zu schöpfen, die Dir Kraft verleihen, alle Schwierigkeiten zu meistern. Aber – Du musst nicht alles meistern – Du darfst auch Angst haben und schwach sein. Gestehe es Dir zu! Und sei sicher, Du wirst die Hilfe bekommen, die Du brauchst und anneh-

men kannst, auch wenn Dich jetzt nichts anderes interessiert als Dein maroder Körper oder die kranke Stelle ..."

Und mein Vater:

„... Neben Deiner Klugheit und Deiner Tatkraft hat Dich bisher auch Dein Mut auf die Erfolgsspur gebracht. Wenn Du ihn nicht verlierst und akzeptierst, was Dir beschieden ist, wirst Du Dich auch nach einer Operation wieder am Tanz oder an anderen Dingen erfreuen. Selbst wenn eine entscheidende Veränderung Deiner Welt eintritt – es ist dann, als schlügest Du eine neue Seite im Bilderbuch Deines Lebens auf, und Du wirst sie einige Zeit lang betrachten, ehe Du sie verwundert begreifst. Ein jedes Bild im Leben hat seinen Sinn! ..."

13. Februar

Ich bekomme den histologischen Befund: invasiv ductales[26] Mammacarcinom. Nun ist es amtlich. Aber es erschüttert mich nicht mehr. Es ist ein gut differenzierter, noch langsam wachsender Tumor (G1), es hätte schlimmer kommen können. Dr. W. ruft mich an, wir vereinbaren einen Termin für morgen. Fahre mittags nach Düsseldorf zu der Oberärztin. Sie untersucht mich, ist sehr nett und erzählt mir ausführlich alles über Brustrekonstruktionen, wie sie wo welches Gewebe entnehmen kann, um mir wieder einen Busen aufzubauen: vom Rücken, aus dem Bauch, oder Silikon. Doch das müsste wieder heraus, falls eine Bestrahlung nötig wird. Und dann die Brustwarze: man kann einfach einen Knoten in die Haut machen und den Warzenhof tätowieren, man kann die gesunde Warze halbieren und daraus eine Neue machen, man kann ein Stück aus den Schamlippen nehmen – nach einer halben Stunde muss die Oberärztin leider wieder weg, und mir ist richtig schlecht bei der Vorstellung, wie an meinem noch gesunden Körper herumgeschnitten werden soll, nur um mir einen neuen Busen zu konstruieren. Nein, das kann es doch nicht sein! Das will ich alles nicht! Dafür brauche ich mich nicht in Düsseldorf operieren zu lassen. Aber was soll ich tun? Ich bin völlig verwirrt.

Ich telefoniere mit Udo und erzähle ihm von den schrecklichen Dingen, die man mir vorgeschlagen hat. Da sagt er: Möchtest Du nicht ein Stück von meinem dicken Bauch für Deinen Busen? Ich geb's Dir gerne, und mir würde es nicht schaden. Ist das nicht ein schöner Gedanke?

Abends ruft ein Kollege an, seine Frau ist auch an Brustkrebs erkrankt. Er hat sich überall umgehört auf der Suche nach den besten Ärzten. Und wo ist er gelandet? Bei Dr. W.! Wenn das kein Wink des Schicksals ist.

Ich gehe zum Tanzen. Als ich unserem Trainer nach dem Unterricht erzähle, was vor mir liegt, hat er Tränen in den Augen und nimmt mich in die Arme. Ich bin ganz gerührt. Aber er meint, auch nach der Operation könne ich wieder tanzen, und ich dürfe zum Training kommen, wann immer ich mich danach fühle und so oft ich möchte. Und wenn alles wieder gut ist, dann tanzen wir endlich Wettbewerbe ...

14. Februar

Nuklearmedizin, Knochenszintigraphie. Ich werde von einem sehr netten Oberarzt untersucht. Er macht mir Mut: bei Dr. W. sei ich in den allerbesten Händen. Er arbeite wissenschaftlich mit ihm zusammen und sagt, er würde hervorragend operieren. Damit habe ich innerlich meine Entscheidung für Köln gefällt. Jetzt brauche ich nur noch ein

Konzept. Die Szintigraphie ist unauffällig, aber wie wird's beim nächsten Mal aussehen? Doch ich will mich nicht schon heute aufregen über etwas, das noch gar nicht aktuell ist.

Habe ganz viele Fragen für mein Gespräch mit Dr. W. Er erklärt mir in aller Ruhe, was er vorhat. Das endgültige Vorgehen hängt noch vom Rezeptorstatus des Tumors ab, aber wahrscheinlich läuft es auf eine sofortige Operation hinaus. Das bedeutet in meinem Falle die Mastektomie[27] , denn aufgrund der multilokalen Herde ist eine brusterhaltende Operation nicht mehr möglich. Und erst einmal ohne Rekonstruktion, das kann man, wenn nötig, auch noch später machen. So habe ich genügend Zeit, mich damit auseinander zu setzen und ich kann probieren, ob ich nicht auch so zurechtkomme. Vorher will er noch eine Sentinel-Lymphknotenmarkierung[28] machen, d.h. es wird radioaktives Technetium[29] in die Tumorregion gespritzt und dann geschaut, wie es sich über die Lymphbahnen verteilt und in welchen Lymphknoten es anreichert. Damit hat er eine Art „Landkarte", nach der er dann ganz genau operieren kann. Hört sich ziemlich gut an.

15. Februar

Bekomme heute den Rezeptorbefund. Es sieht ganz gut aus: 80% der Tumorzellen haben Hormonrezeptoren, der Her2-Rezeptor[30] ist schwach ausgeprägt und Ki-67, ein Proliferationsmarker[31], ist nur zu 15% positiv. Ich gehe sofort zu Dr. W., und wir stellen nun endlich das Konzept zusammen: Operation am 25. Februar, wenn er aus seinem Urlaub zurück ist. Vorher schon Beginn der Hormontherapie (eigentlich eine Antihormontherapie) mit Zoladex,® einem GnRH-

Analogon[32], das die Östrogenproduktion in den Eierstöcken über die Hypophyse[33] blockiert (sozusagen die chemische Kastration), und Tamoxifen, einem Antiöstrogen (verhindert, dass noch vorhandenes Östrogen an die Rezeptoren des Tumors binden und diesen zum Wachstum anregen kann). Damit werde ich schlagartig in die Wechseljahre versetzt. Sollten die Lymphknoten frei von Metastasen sein, bliebe mir eventuell sogar eine postoperative Chemotherapie erspart. Und falls der Tumor nicht in den Pektoralismuskel[34] eingewachsen ist, könnte man auch auf eine Bestrahlung verzichten, und man würde ihm allein mit den Hormonen zu Leibe rücken. Aber warten wir es ab. Gut, dass ich jetzt alle Befunde zusammen habe, da hat sich mein Diagnostikmarathon doch gelohnt. Ich bin zwar aufgeregt, aber auch erleichtert. Nun weiß ich wenigstens, wie es weitergeht.

Hole mir in der Apotheke die Hormonbomben und lasse mir das erste Zoladex-Implantat von Frau Dr. K. unter die Bauchdecke spritzen. Das ist ein Horrortrip, die Kanüle ist so dick wie die Stricknadel für einen Norwegerpullover. Aber ich überstehe es und habe vier Wochen Zeit bis zur nächsten Implantation. Dann sitze ich zu Hause und warte auf die Nebenwirkungen: Hitzewallungen, Schlafstörungen, Depressionen, Gewichtszunahme, Haarausfall, Libidoverlust ...

16. Februar

Die Sonne scheint von einem strahlend blauen Himmel. Ich rufe Hans an, und frage ihn, ob er nicht Lust hat, ins Bergische Land zu fahren. Er ist einverstanden. In einer alten Mühle essen wir Pfannkuchen und machen anschließend einen langen Spaziergang. Es ist ein herrlicher Tag. Ich genieße jede Minute, in der mein Leben noch so ist wie jetzt. Nach zweieinhalb Stunden, bei der letzten Steigung, bin ich allerdings so erschöpft, dass ich Angst habe, es nicht mehr zu schaffen. Mir zittern richtig die Beine. Allmählich glaube ich wirklich, dass mein Körper geschwächt ist. Ich kann alles nur noch ganz langsam tun.

18. Februar

Nun liegt noch eine ruhige Woche vor mir. Kein Stress mehr, alles ist geregelt. Ab und zu denke ich an die Operation und die Zeit danach. Ich habe Angst vor den Schmerzen. Wie wird es sein, wenn die Brust entfernt ist? Wie schrecklich wohl die Narbe aussehen wird? Doch ich sage mir: Es ist völlig unwichtig, wie ich aussehe, Hauptsache, der Tumor ist raus aus meinem Körper. Und dann werde ich auch wieder schön sein ...

Im Moment bin ich nur noch müde. Gehe abends um acht Uhr ins Bett und könnte ununterbrochen schlafen. Sind das die Hormone oder ist das die Psyche oder einfach die nachlassende Anspannung? Wie dem auch sei, wenn das die einzige Nebenwirkung ist, soll es mir recht sein.

Die Therapie

Opfergang

Den Berg,
Dein Golgatha,

wirst Du
erklimmen müssen,

mit der Schwere
aller Last,

barfuss
als Pilgerin.

Ruth Brühl

21. Februar

Aufklärung zur Operation in der Klinik. Nun bin ich im Computer registriert, jetzt gibt es kein Zurück mehr. Habe ein intensives Gespräch mit dem Anästhesisten. Er ist der erste, der mich in meiner Vorstellung unterstützt, dass ich keine Rekonstruktion brauche. Tut mir auch gut.

Termin bei Frau Dr. M. Ich zeige ihr alle Befunde und frage sie, wie konnte das passieren? Sie sagt: Das ist ein Dilemma, so ein gutartiges Fibrom kann innerhalb von 4-6 Wochen entarten und explodieren und man hat keine Chance, es zu erkennen. Bei der Untersuchung im November gab es noch keinerlei Malignitätszeichen. Das klingt überzeugend, ich muss ihr das wohl so glauben.

Abends der letzte Tango mit Udo.

24. Februar

Tanzen im Club, zum letzten Mal im alten Leben. Nie wieder wird es so sein. Ich bewege mich in dem Bewusstsein, für lange Zeit nicht mehr so tanzen zu können wie heute. Wann wird wohl mein rechter Arm wieder zu gebrauchen sein? Und noch etwas: Ich habe mich noch nie im Leben für Busen interessiert, und jetzt sitze ich hier und schaue allen Frauen auf die Brüste. Jede hat zwei, und für jede ist es selbstverständlich. Wie werde ich in Zukunft aussehen? Schon wieder kriecht die Angst in mir hoch. Doch dann tröste ich mich: Meine Brust ist das unwichtigste Organ, das ich besitze, sie hat keinerlei Funktion! Ich habe Arme und Beine, Hände und Füße, Kopf und Hirn, ich kann laufen und tanzen, warum soll ich dann jammern?

Abends kommt Hans, er will mich morgen in die Klinik bringen.

25. Februar

Ich bin schon um fünf Uhr wach und habe dröhnende Kopfschmerzen. Nun ist es soweit. Stehe um sechs Uhr auf, gehe unter die Dusche, mir ist schlecht. Um sieben Uhr fährt mich Hans zur Klinik und wünscht mir alles Gute. Dann ist er weg, und ich bin allein. Da muss ich jetzt durch. Ich melde mich auf Station. Dort sagt man mir: Vor acht Uhr geht hier gar nichts los. Aber warum wurde ich dann für sieben Uhr bestellt? Ich warte bis acht und gehe in die Nuklearmedizin zur Sentinel-Markierung. Dort muss ich wieder warten. Ich fühle mich ziemlich verlassen. Mit den schrecklichen Kopfschmerzen und ohne Frühstück kippe ich fast vom Stuhl. Dann kommt der Oberarzt. Er gibt mir etwas gegen die Schmerzen, aber das hilft auch nicht. Er spritzt das Technetium, macht eine Aufnahme und findet eine axilläre Lymphbahn, die anreichert. Diese markiert er für den Operateur mit einem dicken Filzstift auf meiner Brust. Retrosternal[35] ist zum Glück alles frei.

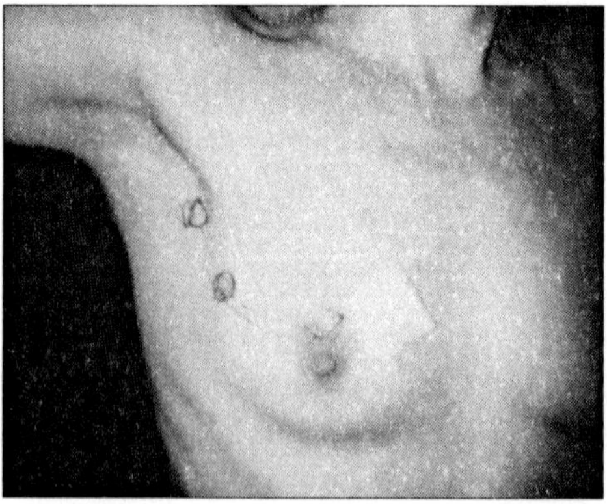

Lymphknotenmarkierung:

Das letzte Foto von meiner Brust, zwei Stunden vor der Operation.

Um halb zehn gehe ich zurück auf Station, lege mich ins Bett und warte wieder zwei Stunden. Und noch immer diese Kopfschmerzen. Dann geht es endlich los: Dormicum[36] zur Prämedikation[37] und runter in den OP. Der Anästhesist kommt vorbei und verspricht mir, die Kopfschmerzen wegzuzaubern. Er ist ganz liebevoll und redet mir gut zu. Mir ist alles egal, wenn nur endlich die Schmerzen aufhören. Das Dormicum tut seine Wirkung, ich schlafe plötzlich ein, ohne dass ich noch irgendetwas mitbekomme.

Drei Uhr, Aufwachraum. Es ist vorbei, ich komme langsam zu mir. Die erste Wahrnehmung: die Kopfschmerzen sind weg! Die zweite Wahrnehmung: mir ist übel! Und dann: Schmerzen! Höllische Schmerzen in der Brust, ich kann kaum atmen. Ich überlege, wie ich das wohl aushalten soll, da kommt die Schwester und schließt mir eine Schmerzpumpe an. Damit läuft ein Schmerzmittel bei Bedarf auf Knopfdruck zusammen mit der Infusion direkt in die Vene. Ich drücke, und fünf Minuten später ist alles gut. Wenn ich mich bewege, wird mir schwindelig, also muss ich ganz ruhig liegen. Ich bekomme etwas gegen die Übelkeit und döse noch zwei Stunden vor mich hin. Neben mir liegt eine Frau, die röchelt und spuckt. Gegenüber liegt eine, die ruft dauernd, dass sie Pipi muss, obwohl sie einen Blasenkatheter hat. Hier ist ganz schön was los.

Gegen fünf Uhr komme ich auf mein Zimmer. Ich habe Hunger und Durst, doch ich bekomme sechs Stunden lang nach der Operation gar nichts. Irgendwann ist Ursula, eine Freundin, da. Wie schön, dass sie nach mir schaut. Ich liege zwar platt wie ein Käfer auf dem Rücken, aber ich bin schon wieder so klar, dass ich ihr alles erzählen kann. Dann kommen die Schwestern und wollen mein Bett machen. Ich setze mich vorsichtig auf die Bettkante, stehe langsam auf und kann sogar allein mit all meinen Schläuchen zur Toilette gehen. Dort stehe ich vor dem Spiegel. Dies ist nun der Augenblick, vor dem ich mich die ganze Zeit gefürchtet habe. Ich hebe vorsichtig mein Hemd hoch, doch es ist gar nicht so schlimm: Ich habe einen dicken Brustwickel und bin links genauso platt wie rechts. Es sieht sogar richtig gut aus. Dann lege ich mich wieder in mein Bett und warte, dass ich etwas zu essen bekomme. Endlich gibt es drei Zwieback und Pfefferminztee. Meine Güte, welch ein fulminantes Mahl, wie soll ich davon satt werden? Auf hartnäckige Nachfrage bekomme ich noch etwas Zwieback. Das muss dann wohl reichen für heute. Ich bin sehr müde, stecke mir Stöpsel in die Ohren und schlafe bald darauf ein.

Kurz vor Mitternacht werde ich aus tiefsten Träumen von der Nachtschwester geweckt. Völlig verwirrt, weiß ich im ersten Moment gar nicht, wo ich bin, spüre nur eine Hand in meinem Gesicht, an meinem Mund und gerate fast in Panik. Was ist los, warum weckt man mich mitten in der Nacht? Eigentlich sollte jeder froh sein, wenn frisch operierte Patienten friedlich schlafen. Die Schwester will mir eine Schmerztablette geben. Ich sage nein, ich hätte keine Schmerzen. Doch, sagt die Schwester ziemlich ungehalten, ich müsse jetzt die Schmerztablette nehmen. Ich bin sehr ärgerlich, deswegen geweckt worden zu sein und weigere mich erst recht, diese Tablette zu nehmen. Die Schwester ruft die Dienstärztin, die weiß auch nicht, was sie mit mir machen soll, dann fragen sie den Anästhesisten. Und das alles mitten in der Nacht wegen einer Schmerztablette. Irgendwann lassen sie mich in Ruhe, ich kann zum Glück wieder einschlafen.

26. Februar

Habe bis sechs Uhr geschlafen, und es geht mir gut. Keine Schmerzen. Ich freue mich auf das Frühstück. Das nächtliche Ereignis sorgt für heftige Diskussionen auf der Station. Im Laufe des Tages stellt sich heraus, der Anästhesist hat bei der Aufklärung vergessen, mir zu sagen, dass ich im Rahmen einer Studie zwölf Stunden nach der OP diese Tablette nehmen muss. Hätte ich das gewusst, wäre ich nicht so erschrocken gewesen, und die Schwester wäre vielleicht nicht so böse geworden. Der Fall bringt noch einige Aufregung mit sich; mein Ruf ist erst einmal ruiniert. Aber ich weigere mich einfach, alles, was man mir vorsetzt, ungefragt zu schlucken. Und das passt natürlich nicht ins System.

Vormittags kommt die Krankengymnastin. Sie zeigt mir Übungen, um meinen Arm zu trainieren. Wenn ich ganz vorsichtig bin, komme ich mit dem rechten Arm schon hoch bis zum Galgen an meinem Bett. Ich werde fleißig üben, denn ich brauche den Arm doch zum Tanzen.

Am Nachmittag läuft meine Infusion para[38], die Nadel muss raus. Nun habe ich keine Schmerzpumpe mehr, dafür ist aber mein linker Arm schlauchfrei, und ich kann mich besser bewegen. Ein gutes Gefühl. Bei der Visite frage ich, wann der Brustwickel abgenommen werden kann, ich möchte mal wieder richtig durchatmen. Der kann weg, sagen die Ärzte. Also Wickel ab und ein erster Blick auf den Verband. Jetzt sieht es schon ein bisschen schlimmer aus. Die linke Brust kann sich entfalten und rechts ist außer dem Verband nichts mehr. Aber ich kann wenigstens tief atmen. Hans kommt zu Besuch und macht ein Foto.

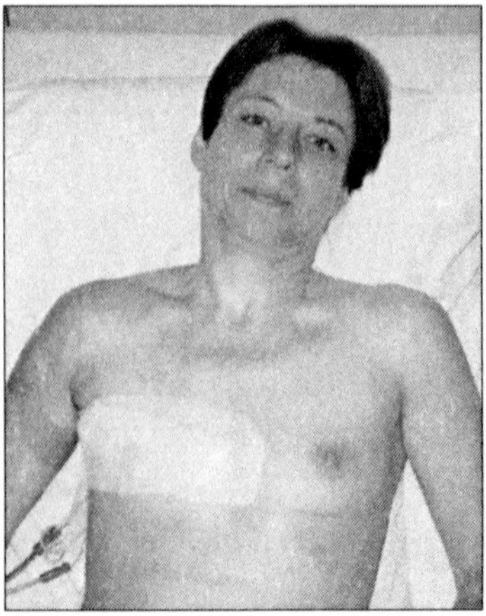

Am Tag nach der Operation.

Doch dann beginnen die Schmerzen. Nach zwei Stunden lasse ich mich freiwillig wieder einwickeln, atmen ist nicht so wichtig. Versuche zu schlafen. Nachts um ein Uhr halte ich die Schmerzen nicht mehr aus, verlange 2 x 10 Tropfen Tramal[39]. Das passt der Nachtschwester natürlich nicht, denn normalerweise gibt man 1 x 20 Tropfen. Aber ich vertrage 20 Tropfen auf einmal nicht, daher nehme ich lieber nur 10, und dann eventuell noch einmal 10 Tropfen. Die Schwester hat fast Schaum vor dem Mund, als sie sich schon wieder über mich ärgern muss, aber sie bringt mir die Tropfen. Ich möchte sie etwas versöhnlich stimmen und sage ganz freundlich: Sehen Sie, gestern Nacht haben Sie mir eine Schmerztablette gebracht und ich wollte keine, und heute Nacht könnte ich eine gebrauchen. Da faucht sie mich an: Von mir bekommen Sie überhaupt keine Schmerztablette mehr! Dreht sich um und geht. Tja, so ist das, wenn man es sich einmal verdorben hat. Aber die 10 Tropfen haben geholfen, und ich konnte wieder einschlafen.

27. Februar

Eine der beiden Redon-Drainagen[40] saugt nicht mehr und wird gezogen. Wieder ein Stückchen Freiheit. Jetzt habe ich nur noch eine Saugflasche, die ich in die Tasche meines Schlafanzuges stecken kann. Dann ziehe ich meinen Bademantel darüber und gehe auf dem Flur spazieren. Das ist aktive Thromboseprophylaxe, da ich ja auch die Heparinspritzen verweigert habe. Ich bin schon eine sehr renitente Patientin. Habe keine Schmerzen mehr und kippe die restlichen Tramal-Tropfen in die Blumen. Wenn ich sie stehen lasse, gibt es am Ende wieder Ärger.

28. Februar

Bekomme heute Besuch von meinem Chef. Er bringt mir Blumen mit und freut sich, dass es mir so gut geht. Er meint, so, wie ich aussehe und mich schon wieder bewegen kann, könnte ich direkt am Wochenende tanzen gehen. Na, das ist dann wohl doch ein bisschen zu früh. Aber schön, dass er gekommen ist.

1. März

Der letzte Tag, morgen darf ich nach Hause. Der Verband kommt ab, der zweite Redon wird gezogen, endlich bin ich von sämtlichen Schläuchen befreit. Erster Blick auf die Wunde: 26 cm lang, aber sie sieht gut aus, alles trocken, eine schöne Intrakutannaht, sauber mit Steristrips verklebt. Sehr gewöhnungsbedürftig, so ohne Wickel und Verband. Nun kann ich zwar ungehindert atmen, aber es ist alles noch sehr empfindlich. Ich spüre zum ersten Mal, dass etwas fehlt.

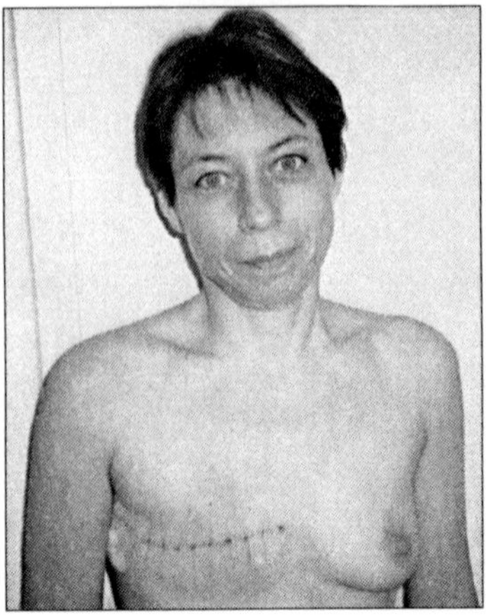

Erster Blick auf die Wunde.

Eine Sozialarbeiterin der Klinik besucht mich und schlägt mir vor, nach Abschluss der Behandlungen eine Rehabilitation anzutreten. Nein, ich glaube nicht, dass ich das machen werde. Ich gehe doch nicht wochenlang in eine Klinik, wo nur kranke Menschen herumlaufen und den ganzen Tag über Krebs reden! Eine schreckliche Vorstellung. Was soll ich da? Ich brauche das nicht, ich komme auch so zurecht. Die Dame lässt meine heftige Ablehnung gelassen über sich ergehen und füllt trotzdem unverbindlich ein Antragsformular aus. Ich könne es mir ja, wenn es soweit ist, immer noch überlegen.

2. März

Ich freue mich sehr auf zu Hause. Hans holt mich ab und bleibt übers Wochenende bei mir. Wir veranstalten ein Waschfest. Ich setze mich in die Badewanne, plansche fröhlich im Wasser, Hans schrubbt mir den Rücken und versucht, die gelbe Farbe von dem Desinfektionsmittel abzuwaschen.

Es tut gut, endlich wieder Wasser auf dem Körper zu spüren. Dann rubbelt er mich trocken und ich fühle mich pudelwohl. Anschließend reibe ich die Wunde vorsichtig mit einem Gel ein, damit die Narbe gut verheilt. „Schönschmieren", hat Dr. W. gesagt, mindestens ein Jahr lang. Das fühlt sich sehr seltsam an, denn ich habe keinerlei Gefühl in diesem Bereich. Immerhin wurden zahlreiche Nerven bei der Operation durchtrennt, die erst wieder zusammen wachsen müssen. Es kostet mich schon einige Überwindung meinen Körper an dieser tauben Stelle zu berühren.

Mittags gehen wir zum Italiener essen. Mein erster Auftritt in der Öffentlichkeit mit nur einer Brust. Aber unter dem weiten Pullover merkt das sowieso keiner. Ich brauche Hilfe beim Pizza schneiden, mein rechter Arm hat noch nicht genügend Kraft. Danke, Hans, für alles.

5. März

Ich bekomme den endgültigen histologischen Befund. 250 g haben sie mir abgeschnitten und es sieht gar nicht so schlecht aus, aber leider auch nicht ganz gut: ductales Carcinoma in situ[41] (4,5 cm) mit multilokalem Übergang in ein invasives ductales Carcinom (1,2 cm). Grading[42]: G1, T1 N1 M0[43]. Die Resektionsränder[44] sind tumorfrei. Mikrometastasen in 2 von 12 Lymphknoten. Also alles noch ziemlich im Anfangsstadium. Damit bleibt mir eine Bestrahlung erspart, nicht aber die Chemotherapie, wegen der Metastasen.

Ist wahrscheinlich auch besser so. Jetzt muss nur noch entschieden werden, ob ich eine sanfte oder eher die harte Variante der Chemotherapie bekomme. Dr. W. will mich am nächsten Tag anrufen. Nebenbei frage ich ihn, ob es wohl stimmt, dass ein harmloses Fibrom in wenigen Wochen entarten kann? Er sagt eindeutig nein, entweder man hat ein Fibrom, das ist und bleibt gutartig, oder man hat ein Karzinom. Und bei mir hat von Anfang an ein Karzinom vorgelegen, das man auch frühzeitig hätte erkennen können. Damit stimmt es also nicht, was Frau Dr. M. mir gesagt hat ...

6. März

Bin den ganzen Vormittag unterwegs. Gehe zu Frau Dr. K., sie ist erstaunt, wie gut es mir geht. Sie gibt mir Wobe-Mugos®, ein Enzympräparat[45], das mir helfen soll, die Nebenwirkungen der Chemotherapie besser zu ertragen.

Nachmittags ruft Dr. W. an. Er macht, wie immer, Nägel mit Köpfen: Chemotherapie, die harte Variante (FEC-Schema[46]), alles andere hätte keinen Sinn, dann könne man es auch gleich lassen. Nächsten Dienstag geht es los. Vorher muss noch ein Port implantiert werden. Das ist ein Reservoir mit einem Katheter, der in eine große Vene führt und mit einer Membran, direkt unter der Haut. Dort wird dann die Infusion angeschlossen. Man kann sie auch direkt in die Armvenen laufen lassen, aber dann gehen oft ziemlich schnell die Gefäße kaputt. So brutal ist das Zeug. Termin für die Implantation ist morgen. Außerdem soll ich noch eine Echokardiographie[47] machen lassen, aber die habe ich zum Glück schon. Puh, das ist mal wieder ganz schön viel auf einmal. Ich komme gar nicht zum Luftholen. Aber ist vielleicht auch gut so, es bringt ja nichts, jetzt noch zu warten.

Abends telefoniere ich zweieinhalb Stunden mit der kranken Frau meines Kollegen. Ich habe so viele Fragen. Sie erzählt mir ausführlich, was jetzt mit der Chemo auf mich zukommt. Danach bin ich ziemlich fertig, das muss ich erst einmal alles verkraften.

7. März

Praxis Dr. G., Portimplantation. Zuerst einmal muss ich lange warten. Dann werde ich aufgeklärt und muss noch einmal anderthalb Stunden warten. Bekomme eine örtliche Betäubung, wieder warten. Endlich geht es los. Ich ziehe ein OP-Hemd an, werde in den OP gebracht und alles wird steril abgedeckt. Dr. G. präpariert eine Vene über dem linken Schlüsselbein frei, dort soll der Katheter des Ports hineingeschoben werden. Aber er bekommt ihn nicht hinein, irgendwo hakt es. Also muss er eine zweite Vene freipräparieren, diesmal am Hals, um den Katheter subkutan[48] bis dorthin vorzuschieben und dann einzuführen. Ich fange an zu schwitzen, halte die Luft an, aber diesmal klappt es.

Der Port wird unter die Haut gesetzt und beide Präparationsstellen zugenäht. Ich bekomme einen dicken Verband und kann den linken Arm jetzt kaum bewegen. Das ist natürlich nicht so gut, denn mein rechter Arm ist ja auch noch nicht brauchbar. Ich fahre mit dem Bus nach Hause, koche mir einen Tee und setze mich gemütlich in meinen Sessel. Nach einer halben Stunde lässt so langsam die Betäubung nach und ich bekomme Schmerzen. Ich nehme ein Schmerzzäpfchen, doch es wird kein bisschen besser, eher schlimmer.

Ich hole mir ein Coolpack aus dem Gefrierfach, das soll laut Anweisung helfen, und drücke es fest auf den Verband. Plötzlich spüre ich, wie es mir trotz des Coolpacks auf der linken Seite ganz warm wird und sehe, dass ich dort blute. Ich bin sehr erschrocken, rufe den Arzt an und frage, was ich tun soll: Machen Sie einen Druckverband drauf und kommen Sie sofort in die Praxis. Wunderbar! Wie soll ich mir allein einen Druckverband am Schlüsselbein anlegen? Ich rufe Ursula an und habe großes Glück, dass ich sie erreiche. Sie will sofort kommen. Da sitze ich nun, drücke das Coolpack auf meine blutende Wunde, und mir ist ganz elend zumute. Ich habe große Angst und bin völlig verzweifelt.

Und plötzlich muss ich weinen, schluchze wie ein kleines Kind und kann mich gar nicht mehr beruhigen. Ich bin auf einmal mit all meiner Kraft am Ende. Wie soll das nur werden? Wenn ich jetzt schon zusammen klappe, wie soll ich dann die Chemo schaffen? Angst, Verzweiflung, Mutlosigkeit, und es blutet immer weiter.

Ursula kommt und hilft mir, den Druckverband anzulegen. Dann drücke ich noch ein dickes Handtuch auf die Wunde und sie verfrachtet mich ins Auto. Unterwegs spüre ich, wie trotz des Drucks alles durchblutet. Ursula lässt mich direkt vor der Praxis aus dem Auto, und die Ärzte stehen schon bereit: Dr. G., zwei Assistenzärzte, drei Helferinnen. Sie schneiden die erste Naht auf, legen den Port frei, finden die Blutungsstelle aber nicht. Dann schneiden sie noch die obere Naht an der Halsvene auf, aber auch von dort blutet es nicht. Also muss es in dem Tunnel dazwischen, wo der Katheter durchgeschoben wurde, bluten. Dr. G. sagt, so etwas hätte er in seiner ganzen Laufbahn noch nicht erlebt.

Der eine Assistent drückt mir mit seinen 80 kg auf dem Schlüsselbein herum, sodass mir ganz flau wird vor Schmerzen. Endlich kommt die Blutung zum Stillstand. Sie warten noch eine Weile und nähen alles wieder zu. Dann wieder ein dicker Verband und oben drauf noch ein fester Kompressionsverband. Dabei wird auch meine Brustwunde nicht geschont, doch darauf kann jetzt keine Rücksicht genommen werden. Als ich dann endlich gut verpackt bin, setze ich mich vorsichtig auf, werde aber nach einer Minute ohnmächtig und muss mich sofort wieder hinlegen. Dieses

Spiel mache ich dreimal mit, dann beschließen wir, dass mich Ursula in diesem Zustand nicht nach Hause fahren kann. Ich würde es weder bis zu ihrem Auto schaffen, noch zu Hause 62 Stufen hoch in den vierten Stock.

Sie bestellen einen Krankenwagen für mich. In der Zwischenzeit ruft Ursula bei Hans an und fragt, ob er kommen kann, damit ich in der Nacht nicht allein bin. Nach 20 Minuten kommen die Jungs vom Krankentransport. Sie schieben mich auf einem fahrbaren Stuhl nach unten zum Wagen. Dort werde ich auf die Trage geschnallt, und es geht los. Es ist eine sehr holprige Fahrerei, und ich versuche krampfhaft, mich irgendwo mit einem meiner beiden lädierten Arme festzuhalten. Die Trage schwankt so sehr, dass mir fast schlecht wird. Obwohl ich den beiden vorher genau den Weg erklärt habe, verfahren sie sich dreimal. Doch zu guter Letzt kommen wir tatsächlich an. Ursula ist schon da.

Ich setze mich wieder auf den Stuhl, und dann werde ich nach oben getragen. Ich komme mir vor, wie eine klapprige Alte - und bin es im Moment wohl auch. Kein schönes Gefühl. Endlich sitze ich in meinem Sessel. Ich bin sehr erschöpft und habe ziemliche Schmerzen. Dann kommt Hans - der gute, treue Hans. Was würde ich nur ohne ihn machen? Wie schön es doch ist, so einen Freund zu haben. Ursula verabschiedet sich, Hans hilft mir beim Ausziehen und bringt mich ins Bett. Ich liege regungslos auf dem Rücken und versuche zu schlafen, was mir trotz meiner Erschöpfung aber nur stundenweise gelingt.

8. März

Hans muss früh weg, ich bleibe noch eine Weile im Bett. Wenn ich ganz ruhig liege, ist es auszuhalten, aber sobald ich mich bewege, habe ich starke Schmerzen. Der Kompressionsverband drückt so sehr. Ich nehme noch ein Schmerzmittel. Das hilft. Dann kommt Ursula und bringt mich zu Dr. G. Er löst den Verband und sagt, es sieht gut aus. Aber ich habe einen ausgedehnten Bluterguß, die ganze linke Schulter und der Oberarm sind blau und grün. Ich bekomme einen neuen Verband, aber keine Kompression mehr. Das fühlt sich viel besser an. Abends kommt Hans wieder und bleibt übers Wochenende bei mir. Das ist schön, denn ich brauche für alles Hilfe: waschen, anziehen, kochen, essen, nicht einmal die Fenster kann ich allein öffnen. Es ist schon schwierig, wenn beide Arme nicht richtig beweglich sind.

11. März

Noch einmal zu Dr. G. zum Verbandwechsel. Es ist alles trocken. Jetzt kommt endlich der dicke Verband weg und nur noch zwei Pflaster drauf. Draußen scheint herrlich die Sonne, und ich sitze den ganzen Nachmittag auf der Terrasse. So könnte es bleiben, aber morgen steht ja schon wieder die nächste Aktion bevor ...

12. März

Acht Uhr, in die Klinik zur ersten Chemotherapie. Ich habe keine Ahnung, was jetzt auf mich zukommt. Zunächst nehmen sie mir Blut ab. Zum Glück funktioniert der Port. Dann bekomme ich die Infusionsnadel gelegt und die erste Flasche mit einer Elektrolyt-Lösung[49] läuft in mich hinein. Dazu gibt es noch eine prophylaktische Spritze gegen die unvermeidliche Übelkeit, eine zum Schutz der Blasenschleimhaut und Kortison[50]. Leider läuft die Infusion nicht schnell genug, so dass nach einer Stunde die Nadel im Port noch einmal freigespült werden muss. Danach geht es besser. Dann kommen die Zytostatika[51] dran: Fluorouracil (ein Antimetabolit[52]), Epirubicin (ein zytotoxisches[53] Anitbiotikum,) und Cyclophosphamid (ein Alkylanz[54]). Das hört sich nicht nur giftig an, sondern es ist das pure Gift. Soweit läuft alles gut, es geht nur langsam, pro Flasche über eine Stunde, und ist langweilig. Aber ich führe anregende Gespräche mit meinen Mitstreiterinnen. Irgendwann kommt eine Dame vorbei, die Perücken verkauft. Zuerst wollte ich ja keine, aber dann lasse ich mich doch überzeugen, die anderen sehen alle so nett aus mit ihren Perücken. Wir suchen drei verschiedene Modelle aus und die passende Haarfarbe. Nächste Woche kann ich sie anprobieren.

Langsam bekomme ich Hunger, ich wusste ja nicht, dass es so lange dauert. Ich habe natürlich nichts zu essen dabei, aber die anderen Damen versorgen mich: hier eine halbe Banane, da ein kleines Butterbrot, und die Ärztin holt mir sogar ein Brötchen vom Kiosk. Zum Abschluss gibt es noch einmal Elektrolyte. Es ist mittlerweile drei Uhr nachmittags und ich bin die letzte. Ich bekomme noch eine ganze Handvoll Medikamente gegen die Übelkeit und andere Nebenwirkungen, dann darf ich nach Hause gehen. Ich bin ein bisschen müde, fühle mich aber ansonsten ganz in Ordnung. Gegen fünf Uhr wird mir langsam flau. Um sechs Uhr nehme ich meine Medikamente. Mir wird immer mulmiger. Um halb sieben ruft Udo an, aber ich kann kaum mehr mit ihm reden, es strengt mich zu sehr an. Ich stelle mein Telefon ab und gehe ins Bett.

Die Übelkeit nimmt ständig zu. Nach zwei Stunden nehme ich ein Zäpfchen, denn ich muss ja noch mehr Medikamente nehmen und darf sie nicht wieder erbrechen, aber es wird nicht besser. Ich stelle mir den Wecker auf zehn Uhr für das letzte Medikament. Ich kämpfe gegen den Brechreiz an und schaffe es, mich nicht zu übergeben. Irgendwann schlafe ich ein.

13. März

Als ich aufwache, ist mir immer noch schlecht. Also das gleiche Spiel wie gestern: erst eine Tablette, zwei Stunden später ein Zäpfchen, aber nichts hilft, die Übelkeit bleibt. Meine Zunge ist dick belegt und klebt mir im Mund, meine Lippen sind ausgetrocknet und aufgesprungen, und ich muss ständig husten. Mein Speichel wird zu zähem Schleim, jeder Schluck Wasser ist eine Qual. Und Kopfschmerzen habe ich auch noch. Irgendwann stehe ich auf, will mir einen Tee kochen. Aber es geht nicht, schon auf dem Weg zur Küche wird die Übelkeit so stark, dass ich nicht mehr stehen kann. Ich muss mich übergeben. Ich lege mich wieder ins Bett und rufe meine Nachbarin an. Sie kommt, kocht mir Pfefferminztee, doch ich kann ihn nicht bei mir behalten. Also bleibe ich einfach nur liegen und versuche, ab und zu einen kleinen Schluck Wasser zu trinken. Abends noch mal Tablette und Zäpfchen, wieder keine Besserung. Ich weiß nicht mehr, wie ich liegen soll: meine rechte Seite tut weh, die linke Seite ist voller Bluterguss, und auf dem Bauch geht es auch nicht, da drückt die Wunde noch zu sehr. Es wird eine unruhige Nacht, aber irgendwie komme ich durch.

14. März

Ich wache auf, und es ist wie gestern. Also wieder Tablette und diesmal ein anderes Zäpfchen. Im Laufe des Vormittags lässt die Übelkeit etwas nach, und ich werde langsam klarer im Kopf. Ich stehe vorsichtig auf, schaffe es diesmal, mir Tee zu kochen, muss mich aber sofort wieder ins Bett legen. Mir ist zwar immer noch übel, doch ich trinke den Tee in kleinen Schlücken, und er tut mir gut. Ich döse weiter. Gegen Mittag ist der Tee noch drin. Ich hole mir einen Zwieback, auch der bleibt drin, aber dafür tut mir beim Kauen bereits das Zahnfleisch weh. So schnell geht das. Nachmittags kann ich schon eine Stunde aufrecht im Sessel sitzen. Welch ein Erfolg! Damit hätte ich dann wohl die erste Runde geschafft.

Johanna ist im Krankenhaus und bringt heute ihren Sohn Julian, mein Patenkind, zur Welt. Wie schön: ganz egal, was aus mir wird - das Leben geht weiter.

15. März

Heute fühle ich mich besser. Ich frühstücke und gehe unter die Dusche. Das tut zwar gut, strengt aber auch sehr an, mir zittern richtig die Knie. Gehe zu Frau Dr. K. Zuerst Fäden ziehen am Port, dann ein neues Hormonimplantat in den Bauch, diesmal unter Lokalanästhesie. Es ist wunderbar, ich spüre von der grässlichen Nadel überhaupt nichts. Dann fahre ich zu Frau Dr. S. Wir reden ausgiebig über meine Wut auf die falsche Diagnose von Frau Dr. M. Hätte sie den Tumor vor einem halben Jahr direkt erkannt, wäre er sicherlich noch nicht so groß und multizentrisch gewesen, man hätte vielleicht brusterhaltend operieren können, ich hätte wahrscheinlich noch keine Metastasen gehabt und mir wäre die Chemotherapie erspart geblieben. Ich weiß, diese Gedanken mit „hätte", „wäre" „könnte" führen zu nichts, aber sie sind trotzdem da und sie sind bitter.

Ich habe mir ein Maßband gebastelt: ein Streifen mit 18 Kästchen für 18 Wochen Chemotherapie. Das hängt jetzt im Badezimmer und jeden Dienstag streiche ich ein Kästchen ganz dick durch.

17. März

Ich wiege nur noch 51 kg, dabei habe ich doch schon fleißig gegessen. Außerdem bin ich ständig müde. Im Laufe des Vormittags wird es mir wieder übel. Am Nachmittag ruft Hans an. Ich erzähle ihm, dass es mir nicht so gut geht und muss schon wieder weinen, weil ich Angst habe, nicht stark genug zu sein und es nicht zu schaffen. Er tröstet mich, so gut er kann.

19. März

Erste Blutbildkontrolle. Meine Leukozyten[55] sind auf 1900 Zellen abgesunken, Hb[56] ist 10,4 g/dl. Kein Wunder, dass ich so schlapp bin. Nach vier Stunden auf den Beinen bin ich ganz erschöpft. Abends ruft die Frau meines Kollegen an, und wir sprechen lange miteinander. Sie hat die Chemo bald geschafft, dafür steht ihr jetzt die Operation bevor. Ich bekomme schon wieder Angst, denn sie sagt, bei ihr wurden die Nebenwirkungen mit jedem Chemozyklus zunehmend schlimmer. Hoffentlich ist das bei mir nicht auch so. Der erste Zyklus hat mir schon gereicht. Aber es ist ja bei jedem anders.

21. März

Die Perücken sind da. Fahre zu der Friseurin und probiere alle Modelle auf. Eine gefällt mir und passt. Sie muss nur noch etwas zurecht geschnitten werden. Und was wird mit meinen Haaren? Eigentlich möchte ich sie jetzt gar nicht mehr haben, sie hängen so zottelig herum, und ich bin innerlich schon darauf eingestellt, dass sie bald weg sind. Also lasse ich sie auf eine Länge von 6 mm abrasieren! Ein gewagter Schritt, aber auch ein aktiver Schritt vorwärts. Nun brauche ich nicht mehr daran zu denken, wie es wohl ist, wenn sie ausgehen. Bei den kurzen Stoppeln werde ich es hoffentlich kaum merken. Ich sehe aus wie ein Punk, fehlt nur noch die Lederjacke und ein Ring durch die Nase. Ich packe meine Perücke in einen Karton, klemme ihn mir unter den Arm und gehe mutig über die Strasse zu meinem Auto. Kühl ist es auf dem Kopf, aber ansonsten nicht unangenehm. Ich rufe Udo an und sage ihm, wenn er sich so mit mir in die Öffentlichkeit traut, könnten wir heute abend zum Tangounterricht gehen – zum ersten Mal, seit der Operation. Er sagt zu, und ich bin schon ganz aufgeregt. Das wird ein Empfang, jeder schaut natürlich, aber alle freuen sich, mich zu sehen. Unser Tanzlehrer umarmt mich: Schön, dass Du wieder da bist. Ich tanze vorsichtig die ersten Schritte, spüre meine Narben bei jeder Bewegung, aber es ist auszuhalten. Udo hält mich im Arm und führt mich nur mit seinem Körper. Es ist wundervoll und tut einfach gut.

26. März

Ich esse wie ein Weltmeister, nehme aber nicht zu, wiege immer noch 51 kg. Nun muss ich wirklich aufpassen, dass es nicht weniger werden.

Blutbildkontrolle: nur noch 1600 Leukozyten, sie gehen immer weiter runter. Was mache ich nur? Ich rufe in der Klinik an, die Ärztin dort meint, ich sollte etwas zur Blutbildung spritzen.

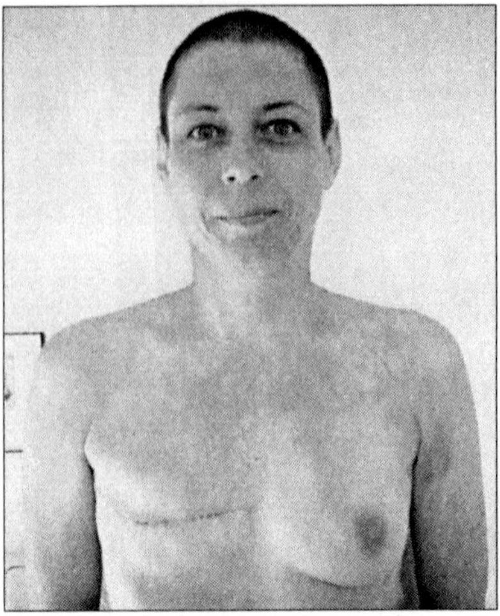

Nach dem ersten Chemozyklus: die Haare sind abrasiert, aber die Narben heilen.

Ich gehe in die Ambulanz, lasse mir die erste Spritze Neupogen[57] geben und nehme die restlichen Spritzen mit nach Hause. Die muss ich mir dann an den folgenden Tagen selbst spritzen. Hoffentlich schaffe ich das. Und die Spritzen haben natürlich auch wieder Nebenwirkungen: hauptsächlich Knochen- und Muskelschmerzen. Es bleibt mir aber auch nichts erspart.

27. März

Da geht es schon los: morgens tut mir bereits im Sessel der Rücken weh. Und beim Gehen werden meine Beine schwer, jeder Schritt ist eine Qual. Mittags muss ich mir die zweite Spritze verpassen. Habe zunächst ein bisschen Angst, aber ich schaffe es, sie mir subkutan in den Oberschenkel zu applizieren. Abends nehmen die Schmerzen weiter zu. Ich weiß nicht, ob ich sitzen, stehen oder liegen soll und halte es fast nicht mehr aus.

Die Schmerzen sind vor allem im Becken und in den Beinen und durchfluten mich krampfartig. Mir tritt kalter Schweiß auf die Stirn. Ich rufe unseren Oberarzt aus der Klinik an in der Hoffnung, dass seine Frau mir weiterhelfen kann. Sie ist nicht da, hat heute leider Dienst.

Aber er telefoniert mit ihr, sie will im Laufe des Abends zurückrufen. So lange halte ich das jedoch nicht mehr aus, ich nehme jetzt ein Schmerzmittel. Das hilft etwas. Irgendwann später ruft die Ärztin aus Düsseldorf an. Sie beruhigt mich und meint, das sei eine normale Reaktion auf das Neupogen, erklärt mir, was ich tun kann und gibt mir noch ein paar gute Tipps für die nächste Chemo. Wieso hat mir das in der Chemoambulanz eigentlich niemand gesagt? Die Schmerzen machen mich ganz fertig. Nehme noch eine Tablette und schlafe nach zwei Stunden endlich ein.

28. März

Am nächsten Morgen habe ich immer noch Schmerzen, aber sie sind auszuhalten. Und die Sonne scheint, da ist alles nur noch halb so schlimm. Doch wie geht es weiter? In der Chemoambulanz hat man mir gesagt, ich solle dreimal spritzen - das wäre dann weiterhin so eine Quälerei. Die Ärztin gestern abend meinte, ich solle zuerst das Blutbild kontrollieren und wenn die Anzahl der Leukozyten über 2000 Zellen liegt, brauche ich nicht mehr zu spritzen. Dafür müsste ich mich aber zur Blutabnahme schon wieder stechen lassen, und das ist ja auch jedes Mal ein Akt. Ich entscheide mich trotzdem für die Blutbildkontrolle. Gehe mittags in die Klinik, nach zwei Anstechversuchen kommt endlich Blut und dann: 11.500 Leukozyten, das ist ja unglaublich! So viel in nur zwei Tagen, da hätte ich ja vielleicht nur einmal spritzen müssen! Das nächste Mal kontrolliere ich gleich nach der ersten Spritze. Auf jeden Fall bin ich sehr erleichtert, dass mir die dritte Spritze erspart geblieben ist.

29. März

Wache nachts mit heftigen Bauchschmerzen auf. Was ist denn das nun schon wieder? Kann erst nach zwei Stunden wieder einschlafen. Am Morgen geht es etwas besser, aber der Bauch drückt noch immer, er ist dick aufgebläht. Schleppe mich mühsam durch den Tag. Am liebsten würde ich gar nichts essen, aber ich muss ja. Abends tut dann der Bauch wieder richtig weh. Ich gehe ins Bett und versuche, mit den Schmerzen einzuschlafen.

30. März

Kaum Besserung. Ich schlucke Magentropfen und etwas gegen die Blähungen. Damit kann ich es gerade aushalten, aber ich habe keinerlei Appetit. Das Essen ist mühsam.

2. April

Zweite Chemorunde. Ich habe Angst, aber auch die Hoffnung, dass es diesmal besser geht. Dem diensthabenden Arzt erzähle ich, wie es beim letzten Mal gewesen ist. Er gibt mir die doppelte Menge Zofran[58] und Kortison gegen die Übelkeit in die Prämedikation und noch eine Ladung in die letzte Infusion. Ich spreche mit ihm auch über meine Bauchschmerzen. Er meint, wahrscheinlich sei meine Darmflora von der Chemo völlig kaputt.

Er verschreibt mir ein Bakterienpräparat zur Besserung. Ich muss bis halb vier sitzen, bin wieder die letzte, aber nicht so müde wie beim ersten Mal. Schlucke abends alle meine

Pillen, diesmal wird mir nicht schlecht, lediglich ein leichtes Bauchdrücken.

3. April

Habe zwar unruhig geschlafen, aber es geht mir recht gut. Nur ein flaues Gefühl im Magen, keine Übelkeit. Ich kann sogar etwas essen. Mittags ruft ein alter Freund von mir an, den ich ewig nicht gesehen habe. Er ist in der Stadt und möchte mich besuchen. Es ist wundervoll: er steht vor meiner Tür, hat hundert Narzissen im Arm und drückt mich ganz fest. Wir verbringen zwei sehr intensive Stunden miteinander. Er macht mir Mut: ich soll auf mein Herz hören, dann wird alles gut. Er hat selbst eine schwere Krankheit durchgemacht und es auch geschafft.

6. April

Seit einigen Tagen gehen die Haare aus. Jedes Mal, wenn ich mir über den Kopf streiche, hängen sie an den Händen. Beim Duschen ist der ganze Abfluss voll. Überall kleben die mittlerweile schon wieder 1 cm langen Stoppeln: auf dem Kopfkissen, am Sessel, an den Kleidern, sogar auf meinem Butterbrot, es ist schrecklich. Heute Nachmittag kommt Hans, und ich lasse mir von ihm eine Glatze rasieren. Das sieht zwar zunächst einmal sehr gewöhnungsbedürftig aus, aber früher oder später muss ich mich sowieso damit abfinden und jetzt bin ich wenigstens diese herumfliegenden Resthaare los. Wir wollen essen gehen und ich setze zum ersten Mal die Perücke auf. Ein komisches Gefühl, aber Hans meint, es sähe gut aus. Nach drei Stunden drückt sie etwas, und ich bin froh, dass ich sie zu Hause wieder absetzen kann.

8. April

Gehe seit heute wieder arbeiten. Mein Chef begrüßt mich sehr freundlich, auch viele der anderen Mitarbeiter heißen mich willkommen. Überall muss ich stehen bleiben, alle fragen, wie es mir geht. Nur die ärztlichen Kollegen zeigen wenig Interesse, sagen nicht mal „Guten Tag". Sie haben wohl ein Problem mit meiner Erkrankung. Das ist schon verrückt: es sind alles wunderbare Ärzte, die jeden Tag ihre Tumorpatienten behandeln, doch kaum findet die Krankheit in den eigenen Reihen statt, kommen sie damit nicht mehr zurecht.

14. April

Das erste Wochenende, an dem ich ganz allein bin. Keiner ist da, keiner ruft an. Draußen ist es grau und regnerisch. Ich suche nach Beschäftigung. Ich koche mir etwas Gutes und backe sogar einen Kuchen. Aber es ist trotzdem traurig. Es kommt so Vieles hoch, über das ich nachdenken kann. Zum Beispiel meine Nachsorge: wie gehe ich sie richtig an? Welche Therapien sind wichtig und gut? Werde ich hier ausreichend beraten und versorgt oder soll ich vielleicht nach Freiburg in die Klinik für Tumorbiologie fahren? Eigentlich habe ich gar keine Lust, mich um all das zu kümmern, aber ich möchte auch nichts versäumen. Es ist gut, dass ich morgen wieder arbeiten kann, da komme ich wenigstens auf andere Gedanken.

15. April

Blutbild: 1600 Leukozyten, das heißt wieder Neupogen. Diesmal reicht hoffentlich eine Spritze, denn noch einmal mache ich diese schrecklichen Schmerzen nicht mit. Jage mir am Abend mutig die Nadel ins Bein.

17. April

Heute Kontrolle: 3500 Leukozyten, das reicht. Ich habe auch nach einer Spritze schon genug Schmerzen, ich halte es gerade so ohne Medikamente aus.

Für heute abend ist das erste Tanztraining geplant. Ich überlege, ob das mit den Schmerzen wirklich geht. Eigentlich nicht, aber wenn ich nur im Sessel sitze, wird es auch nicht besser. Vielleicht tut die Bewegung ja sogar gut, ich möchte doch so gerne wieder tanzen. Also fahre ich hin. Unser Trainer freut sich, uns zu sehen und auch die anderen der Gruppe begrüßen uns ganz freundlich. Vorsichtig starte ich mit Udo, acht Wochen ist es nun her, seit wir das letzte Mal miteinander Standard getanzt haben. Es klappt ganz gut, aber wir tanzen nur die langsamen Stücke. Wenn auch mühsam, so ist das doch schon ein kleiner Erfolg.

19. April

Termin bei Frau Dr. S. Ich erzähle ihr, dass ich nicht weiß, wie ich meine Nachsorge angehen soll. Es gibt so viele Möglichkeiten, aber im Grunde genommen möchte ich mich gar nicht damit beschäftigen und einfach nur mein normales Leben weiter leben. Sie sagt, dass sei auch in Ordnung so. Ich solle nichts machen, wozu ich keine Lust hätte, denn das würde mich nur wieder unter Leistungsdruck setzen. Irgendwann wird mein Bedürfnis, etwas zu tun, stark genug sein, dann würde ich schon von ganz allein handeln, und dann sei es auch richtig.

Gehe abends zur Wirbelsäulengymnastik. Eine Frau aus der Gruppe spricht mich wegen meines Kopftuches an. Sie hat auch Brustkrebs. Als ich ihr von mir erzähle, ist sie sehr mitfühlsam und umarmt mich spontan. Ich bin gerührt.

20. April

Hans begleitet mich in die Stadt, ich will eine Brustprothese kaufen. Wir gehen in ein Sanitätshaus und schauen uns die „Gummibusen“ an. Zunächst finde ich die glibberigen Silikonteile schrecklich, und die dazugehörigen BHs sind auch nicht gerade die schicksten Designer-Dessous, aber sie sollen ja vor allem praktisch sein, mit eingenähter Tasche, in die man die Prothese steckt und außerdem breit genug, um die Narbe zu verdecken. Ich probiere verschiedene Modelle an, Hans darf den „Greiftest“ machen und meint, man spüre fast keinen Unterschied zwischen echtem und unechtem Busen. Das Silikon ist angenehm weich und nimmt sogar die Körperwärme an. So akzeptiere ich langsam die Möglichkeit, eventuell eine solche Prothese zu tragen, denn es sieht gar nicht schlecht aus. Andererseits, warum soll ich etwas vorspielen, was nicht da ist? Nur wegen der Leute? Ich habe noch nie in meinem Leben einen BH getragen, warum soll ich mich jetzt damit belasten? Wenn es die Leute stört, sollen sie wegschauen. Ich muss mich schließlich auch daran gewöhnen, dass ich jetzt so aussehe. Also liegt der Busen erst einmal in seinem Köfferchen im Schrank; aber ich habe die Option, ihn zu tragen, wann immer ich es möchte oder brauche.

23. April

Dritte Chemo. Ich bin hin- und hergerissen zwischen Hoffnung und Angst. Vielleicht habe ich Glück und es geht so gut, wie beim letzten Mal. Der Port läuft ohne Probleme. Ein paar nette Gespräche, aber ansonsten ist es langweilig wie immer. Lesen, Musik aus dem Walkman, alles, was die Zeit vertreibt. Und ich bin natürlich wieder die letzte, diesmal sitze ich bis vier Uhr. Nach zwei Stunden wird mir schlecht, obwohl ich die gleichen Medikamente wie bei der zweiten Runde bekommen habe. Doch die Übelkeit ist nicht so stark, dass ich mich übergeben muss.

24. April

Mir ist immer noch flau, aber ich kann es aushalten und versuche sogar, ein wenig zu essen: Zwieback und Tee, das geht. Schon komisch, dass es trotz der Medikamente diesmal wieder schlechter ist, aber die anderen Frauen sagen auch, jeder Zyklus sei anders.

29. April

Bekomme morgens plötzlich einen heftigen Hustenanfall und produziere dabei Unmengen an Speichel. Habe einen ständigen, sehr unangenehmen Schluckreiz. Was ist das bloß? Habe ich mir einen Infekt eingefangen, oder ist das eine Reaktion auf die Chemo? Huste immer mehr, mir tun die Knochen weh, und ich bekomme auch noch Kopfschmerzen. Mittags lege ich mich ins Bett.

30. April

Habe eine schlechte Nacht hinter mir mit Husten und Kopfschmerzen. Beschließe, heute nicht ins Labor zu gehen. Sage auch den Termin bei Frau Dr. S. ab, fühle mich einfach zu schwach. Nach dem Abendessen werde ich so müde, dass ich fast im Sessel einschlafe. Und mir ist schon wieder schlecht. Was soll ich mich quälen? Dann gehe ich halt früh ins Bett.

1. Mai

Husten, Übelkeit, Kopfweh, diese Nacht war auch nicht besser. Bekomme kaum die Augen auf und schlafe immer wieder ein. Die Nase schwillt zu, ich huste und kämpfe gegen Übelkeit und Brechreiz an. Als ich versuche aufzustehen, wird mir nach wenigen Schritten schwarz vor Augen, und ich kippe um. Also bleibe ich im Bett. Trinke ab und zu einen Schluck Wasser, das ist alles. Messe immer wieder Fieber, weil ich Angst habe, dass sich mein Zustand noch verschlimmern könnte (es gibt ein sogenanntes neutropenisches[59] Fieber als Reaktion auf die Chemo).

Aber die Temperatur bleibt unter 38°C. So döse ich völlig apathisch vor mich hin. Heute ist Feiertag, morgen muss ich versuchen, einen Arzt zu erreichen. Aber wo soll ich anrufen, in der Chemoambulanz oder bei meiner Hausärztin? Und was passiert dann? Ich bin zu schwach, um irgendwo hinzugehen. Oder machen Ärzte heutzutage noch Hausbesuche? Und was ist, wenn ich ins Krankenhaus muss? Ich wäre noch nicht einmal in der Lage, ein paar Sachen zusammen zu packen. All diese Fragen gehen mir durch den Kopf, und ich weiß keine Antwort. Nehme abends ein Zäpfchen, weil ich die Übelkeit nicht mehr aushalte. Das hilft, und ich kann schlafen.

2. Mai

Rufe gleich morgens bei Frau Dr. K. an, sie kann mir vielleicht noch am ehesten helfen. Sie sagt, dass sie kommen will. Das ist gut. Eine Stunde später ist sie da, untersucht mich und meint, ich hätte keinen Infekt, sondern das käme von der Chemo. Die mache halt alle Schleimhäute kaputt: Nase, Bronchien, Magen, Darm. Sie nimmt mir Blut ab und legt mir eine Infusion an. Ich brauche Flüssigkeit, Glukose und Vitamine. Am späten Nachmittag bekomme ich die Laborwerte: sie sind in Ordnung, ich habe sogar 2200 Leukozyten. Ich trinke eine Tasse Tee und esse drei Zwieback, kann aber nicht wach bleiben, schlafe immer wieder ein. Abends kommt eine Arzthelferin und hängt mir noch eine Infusion an. Danach fühle ich mich ein wenig besser.

3. Mai

Nach zehn Stunden Schlaf werde ich endlich wieder richtig wach. Ich stehe auf und mache mir Frühstück, aber ganz langsam, sonst wird es mir schwarz vor Augen und weich in den Knien. Ich habe in den letzten zwei Tagen 6 Pfund abgenommen - es war alles umsonst, was ich mir so mühsam angefuttert hatte. Das Frühstück bekommt mir. Ich soll zu Frau Dr. K. in die Praxis kommen, traue mich aber nicht, allein zu gehen. Ich rufe meine Nachbarin an und bitte sie, mich zu begleiten. Ich bekomme noch eine Infusion. Nach anderthalb Stunden holt mich die Nachbarin wieder ab. Sie hat mir Suppe gekocht, so dass ich auch etwas Warmes zu essen habe.

4. Mai

Heute kann ich schon wieder allein in die Praxis gehen. Eine letzte Infusion, dann kommt die Nadel raus. Frau Dr. K. möchte jetzt schon mit der biologischen Therapie beginnen: Selen, Zink, Vitamin E und C (alles Radikalenfänger[60], wichtig als Zellschutz) sowie Mistel[61]. Das soll mein Immunsystem aktivieren und hilft mir vielleicht, den Rest der Chemo besser durchzustehen. Nun habe ich ordentlich was zu schlucken: zusätzlich zu den Enzymen noch morgens eine Ampulle Selen, mittags 2 Kapseln Vitamine, abends eine

Tablette Zink und zweimal in der Woche eine Mistelspritze. Und das alles mindestens fünf Jahre lang.

Nachmittags sitze ich in meinem Sessel und bin sehr froh, dass es mir wieder besser geht. Aber dann kommt plötzlich der psychische Einbruch. Es ist kalt und trübe und auf einmal so still um mich herum, ich höre nicht mal mehr die Vögel singen. Ich fühle mich schwach und einsam. Nach den vergangenen Tagen habe ich mal wieder überhaupt keine Kraft mehr. Und ich habe Angst vor den nächsten Wochen - was ist, wenn ich wieder zusammenklappe? Diese Gedanken sind einfach schrecklich. Wenn ich doch mit jemandem reden könnte, wenn doch jemand hier wäre! Ich könnte ja telefonieren, aber irgendwo anrufen und dann jammern? Das ist nicht meine Art, doch diesmal muss es sein. Ich rufe Johanna an und erzähle ihr von meinem Kummer, sie hört mir einfach nur zu und das tut gut. Danach geht es etwas besser, und ich weiß ja auch, dass ich da durch muss, egal, was noch kommt.

8. Mai

Blutbildkontrolle: 1900 Leukozyten. Das ist nicht viel, aber ich wage es diesmal ohne Spritze. Ich möchte meinem Körper im Moment etwas Ruhe gönnen. Und es ist ja noch eine Woche Zeit bis zur nächsten Chemo.

Bekomme wieder aufmunternde Post von E.:

„... Nun steckst Du also mittendrin im Kampf mit der Krankheit – möge das Gift, das Du trinken musst, zum heilenden Getränk werden. Ich bin überzeugt davon, dass wir krank werden, weil wir uns selbst verleugnen und nicht auf die Bedürfnisse unserer Seele achten. Bei all der Hektik, dem Lärm und der Geschäftig-

keit rund um uns herum ist es schwer, die wirklichen Bedürfnisse zu erkennen, und dann den Schritt zu tun, sie uns vom Leben zu nehmen. Eine Krankheit lehrt uns so manches - auch, mal schwach sein zu dürfen, mal zu jammern und zu klagen. Aber das geht vorbei, denn wir leben! Und die Lebensgeister wollen leben! Sie sind stärker als aller Kummer ..."

15. Mai

Es ist wieder soweit: Die vierte Chemo. Das Blutbild zeigt 3000 Leukozyten, das sollte reichen. Ich bin ziemlich gefasst, es hilft ja nichts. Heute habe ich Glück, ich bin die erste und muss nicht warten, so geht es wenigstens gleich los. Diesmal komme ich gar nicht zum Lesen, es gibt eine Menge interessanter Gespräche. Außerdem sind meine Infusionsflaschen kleiner, so dass alles schneller durchläuft. Um drei Uhr bin ich fertig. Zu Hause fühle ich mich sehr müde, habe Kopfschmerzen, und nach zwei Stunden beginnt auch prompt wieder die Übelkeit.

Aber ich versuche durchzuhalten und schaffe es noch, um zehn Uhr die letzten Medikamente zu nehmen.

16. Mai

Habe gut geschlafen, und die Übelkeit ist weg. Ich mache mir ein leichtes Frühstück und schlucke meine Pillen. Nach einer Stunde schwellen plötzlich meine Augenlider zu, und ich bekomme rote, heiße Flecken im Gesicht: eine allergische Reaktion. Da ich heute morgen sechs verschiedene Medikamente eingenommen habe, weiß ich natürlich nicht, worauf ich reagiere. Vielleicht ist es auch eine verspätete Reaktion auf die Chemo. Das wäre natürlich fatal. Rufe Frau Dr. K. an und frage, was mir im schlimmsten Fall passieren kann, wenn ich die Medikamente jetzt weiter nehme, ich hätte Angst vor einer Anaphylaxie[62]. Sie beruhigt mich und meint, das ginge nicht so schnell. Es könnte auch sein, dass es zu der Reaktion gekommen ist, weil meine Immunabwehr so schwach ist, ich hatte ja diesmal nicht so viele Leukozyten. Also erst einmal abwarten. Komme ansonsten gut durch den Tag, fühle mich wohl, besser als nach den vorigen Zyklen. Gegen Abend werden die Flecken langsam besser.

20. Mai

Ich bekomme Besuch von Ruth, Lyrikerin und mütterliche Freundin. Ich empfange sie ohne Kopftuch, und sie meint, ich sähe irgendwie ausserirdisch aus. Sie hat zwei Gedichte über meine Erkrankung für mich geschrieben. Sie drücken genau das aus, was ich fühle und berühren mich sehr. Ich muss schon wieder weinen.

21. Mai

Blutbildkontrolle: 3700 Leukozyten, ich kann es kaum fassen! Eigentlich müssten sie doch jetzt, eine Woche nach der Chemo, längst im Keller sein. Entweder kommt das von der allergischen Reaktion, oder die Misteltherapie zeigt schon eine Wirkung. Das wäre ja fantastisch. Egal, die Werte sind in Ordnung, und ich muss nicht spritzen, das ist die Hauptsache. Und ich fühle mich auch gut. Hoffentlich bleibt es so.

Bin zum ersten Mal im engen T-Shirt unterwegs. Ich fühle mich ein wenig seltsam, man sieht schon, dass etwas fehlt. Manche Leute gucken auch. Aber so ist es am bequemsten, und ich möchte es aushalten können, ohne Prothese herumzulaufen. Weniger schön ist, dass jetzt auch allmählich meine Augenbrauen und Wimpern ausgehen. Viel ist nicht mehr da. So sehe ich nicht nur ausserirdisch, sondern auch durch das vom Kortison aufgequollene Gesicht eher wie ein Zombie aus. Wie sehr freue ich mich darauf, wenn meine Haare wieder wachsen!

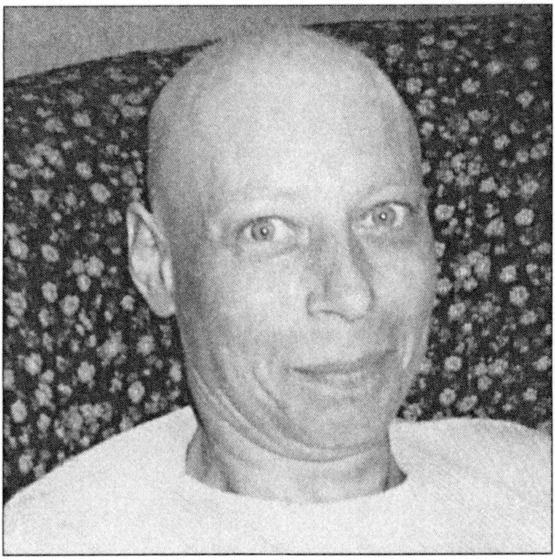

Chemotherapie:

Ohne Haare und aufgedunsen vom Kortison.

23. Mai

Normalerweise fahre ich jedes Jahr um diese Zeit zum Segeln, neben dem Tanzen meine zweite große Leidenschaft. Doch dieses Jahr muss ich absagen, ich habe einfach nicht die Kraft dazu. Es macht mich traurig. Ich erhalte einen Brief von einem Segelfreund und bin ganz gerührt.

Er schreibt:

„... Du fehlst uns! Leichter könnte ich Dein Ausbleiben verschmerzen, wenn der Grund ein anderer wäre. Aber soweit ich Dich kenne, glaube ich, fest die Hoffnung haben zu können, dass Du mit eisernem Willen die Situation als Herausforderung Deines Lebensweges angehst und obenauf bleibst. Denk immer daran, dass Du weiter mit uns segeln, mit – leider - anderen Männern Tango tanzen und Deine wertvolle Arbeit fortführen willst! ...“

25. Mai

Heute findet ein Patientenkongress über Brustkrebs statt. Es ist eine sehr interessante Veranstaltung, es gibt viele wertvolle Informationen. Vor allem weiß ich jetzt, dass ich mit meiner Therapie auf dem richtigen Weg bin. Aber zwei Punkte geben mir zu denken: Zum einen erfahre ich, dass Anthrazykline (Epirubicin) herzschädigend wirken können und daher regelmäßige EKG-Kontrollen durchgeführt werden sollten. Das hat mir keiner gesagt, jetzt bin ich sehr beunruhigt. Zum anderen wurde zur Hemmung der Hormonproduktion bei Frauen vor der Menopause[63] die Möglichkeit der Ovarektomie[64] diskutiert. Es sprechen eigentlich keine Gründe dagegen, außer dass sich die Frauen im Allgemeinen nicht noch einmal operieren lassen wollen. Ich finde den Gedanken gar nicht so unsympathisch, denn so blieben mir viele Jahre lang diese furchtbaren Hormonspritzen erspart. Außerdem heißt es, dass Frauen mit Brustkrebs auch ein erhöhtes Risiko für Eierstockkrebs haben. Und das brauche ich nun wirklich nicht. Ich werde mal mit Dr. W. darüber sprechen.

Bekomme abends so starke Kopfschmerzen, dass ich mich nur noch ins Bett legen kann.

28. Mai

Blutbildkontrolle: 1900 Leukozyten, das ist zu wenig. Ich wollte ja mit höheren Werten in die nächste Chemo. Also wieder Neupogen spritzen; das trübt die Stimmung.

Und immer noch Kopfschmerzen. Bin nachmittags bei Frau Dr. S. Ich erzähle ihr, wie ich mich fühle, dass alles wieder so ist, wie vorher und dass ich das nicht aushalte. Die Kopfschmerzen seien schlimmer als der Krebs, denn der tut wenigstens nicht weh. Sie erklärt mir, ich hätte ein missgünstiges Introjekt[65], was heißt, dass in dem Moment, wo es mir gut geht - und letzte Woche ging es mir ja richtig gut - mein Körper dies nicht zulässt, mich dafür bestraft und Schmerzen produziert. Solange ich mit meiner Erkrankung beschäftigt war, gab es keinen Raum dafür, aber kaum komme ich zur Ruhe, setzen sich die Schmerzen wieder durch. Ich bin sehr verzweifelt, aber sie ist ganz „froh", denn nun weiß sie, wo sie mit der Therapie ansetzen kann. Sie sagt, das Bild der Bestrafung muss durch ein anderes, ein positives Bild ersetzt werden.

Ich denke zum ersten Mal an den Tod. Vielleicht ist er gar nicht so schlimm. Dann hätte ich wenigstens keine Schmerzen mehr ...

29. Mai

Mache mit Hans ein paar Tage Urlaub. Wir fahren zuerst zu seiner Schwester nach Nürnberg, dann zu Johanna nach Regensburg zur Taufe meines Patenkindes. Ich freue mich so, aber leider kommt wieder alles zusammen. Ich habe eine heftige Reaktion am Arm auf die Mistelspritze, die stark juckt. Dann machen sich die ersten Schmerzen des Neupogen bemerkbar, und ich bekomme auch wieder Kopfschmerzen. Abends kann ich vor Schmerzen kaum noch sitzen. Ich schlucke Schmerzmittel, damit ich schlafen kann.

30. Mai

Morgens beginnen wieder die Schmerzen in Knochen und Kopf, der Arm ist rot, geschwollen und juckt heftig. Wir machen einen kleinen Spaziergang, aber ich kann nur ganz langsam gehen. Nach dem Mittagessen fahren wir nach Regensburg. Dort werden wir freudig begrüßt, aber ich bin völlig erledigt und platt. Erst gegen Abend lassen die Schmerzen langsam nach. Es ist so schön, mal wieder bei Johanna zu sein, alle sind sehr liebevoll zu mir und finden sogar meine Glatze toll.

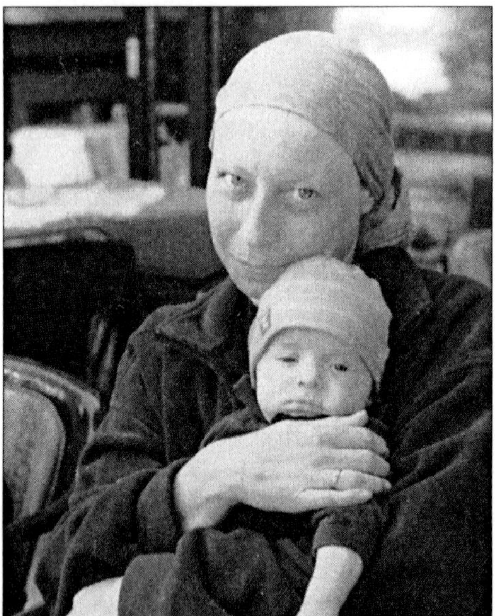

Mit Kopftuch und Patenkind: Das Leben geht weiter.

4. Juni

Ich mache mich mit dem Fahrrad auf den Weg zu Frau Dr. S. Stehe eine halbe Stunde bei ihr vor der Tür, aber sie kommt nicht. Also fahre ich wieder weg und auf dem Rückweg beim Gebrauchtwagen-Händler vorbei: Guten Tag, ich hätte gerne ein Auto! Sie haben eines mit allen Schikanen, das mir gefällt. Ich pokere ein bisschen, drücke den Preis, der Verkäufer rechnet, wir sind uns einig - das neue Auto gehört mir. So schnell geht das. (Später wird mich eine Patientin, als ich ihr davon erzähle, fragen: Ein neues Auto? Lohnt sich das noch für Sie?!)

5. Juni

Fünfte Chemo. Diesmal läuft der Port schlecht, ich muss ständig auf die Nadel drücken. Nach zwei Stunden versuchen sie es mit einer neuen Nadel, aber die geht auch nicht besser. Dann bekomme ich einen Zugang in die Armvene, der tut höllisch weh. Da wir schon so viel Zeit verloren haben und ich ja auch mal fertig werden soll, läuft die Infusion jetzt ziemlich schnell. Dabei wird mir nach kurzer Zeit schlecht. Erst nach weiteren zwei Stunden und einer doppelten Dosis Zofran geht es besser, aber ich kann den ganzen Tag nichts essen. Ich bin ganz fertig, weil alles so schief läuft. Ich frage die Ärztin, ob denn der Port, wo er doch sowieso nicht mehr funktioniert, nicht jetzt schon heraus genommen werden kann? Da meint sie: Nein, es muss erst geklärt werden, ob Sie noch eine Herceptin[66]-Therapie bekommen! Das gibt mir dann den Rest, denn dies würde für die Dauer von 2-5 Jahren jede Woche eine Infusion bedeuten.

Das halte ich nicht aus. Und plötzlich bin ich ganz verzweifelt und mir laufen die Tränen übers Gesicht. Nimmt das denn gar kein Ende? Ich möchte doch endlich mal wieder zur Ruhe kommen. Gegen drei Uhr bin ich fertig, die Ärztin hat sich mittlerweile aus dem Staub gemacht. Also muss ich mich mal wieder allein therapieren. Es ist mir noch ziemlich flau zumute, doch ich komme zurecht. Essen kann ich nichts, aber ich trinke viel Tee. Das schwemmt den ganzen „Dreck" möglichst rasch aus der Blase. Ich halte durch bis zur Medikamenteneinnahme um halb zehn.

6. Juni

Ich werde wach mit roten, heißen, juckenden Flecken im Gesicht und am ganzen Körper. Wieder eine allergische Reaktion. Damit steht fest, dass es von der Chemo kommt. Gehe zu Frau Dr. K. und lasse mir ein Antihistaminikum[67] spritzen. Mir ist schlecht. Lege mich für den Rest des Tages ins Bett und denke schon voller Angst an die nächste Chemo.

10. Juni

Nach zwei Wochen Urlaub heute wieder arbeiten. Ich rufe den Oberarzt der Chemoambulanz an, weil ich ein Attest von ihm brauche. In einem Nebensatz erwähne ich die aufgetretene allergische Reaktion und frage ihn, ob ich beim nächsten Mal vielleicht schon vorher etwas dagegen tun kann. Da sagt er: Wenn die Reaktion so stark gewesen ist, dann sollten Sie kein Risiko eingehen, sondern die Chemo abbrechen! Ich kann es nicht fassen. Abbrechen! Das heißt, kein weiterer Zyklus mehr! Es ist Schluss, es ist vorbei, ich habe es geschafft! Es ist unglaublich. Das ist die schönste Nachricht, die es gibt. Ich brülle es in die Welt hinaus: Es ist vorbei! Ich laufe ins Labor zu meiner Assistentin und falle ihr um den Hals: Es ist vorbei, ich habe es geschafft! So frei, so erleichtert habe ich mich lange nicht mehr gefühlt. Nun muss ich nur noch das Gespräch mit Dr. W. abwarten, dann weiß ich auch, wie es weiter geht.

Abends fahre ich zu Hans. Wir gehen groß essen, feiern das neue Auto und das Ende der Chemo.

18. Juni

Termin bei Dr. W., wir besprechen das weitere Konzept. Das Allerwichtigste: jetzt keine Herceptin-Therapie, das sollte ich mir aufheben für den Fall, dass die anderen Medikamente nicht mehr helfen. Da bin ich wirklich froh. Nur noch die Hormone, die aber mindestens fünf Jahre lang. Ich frage ihn, was er von einer Ovarektomie hält. Er unterstützt diesen Vorschlag. Er meint: Mutig, aber konsequent! Damit erspare ich mir weitere 20-30 Spritzen in den Bauch. Operation Ende September nach der nächsten Kontrolluntersuchung. Dann nimmt er auch den Port heraus. So muss ich zwar noch drei Monate damit herumlaufen, bleibe aber jetzt von einem weiteren Eingriff verschont. Ansonsten regelmäßige Nachsorge: alle drei Monate Sonographie, jedes halbe Jahr gynäkologische Untersuchung und einmal im Jahr Mammographie. Kein Metastasenstaging[68], das ist nicht nötig. Mit diesem Programm kann ich gut leben.

Da nun der Port nicht operiert wird, müsste ich mich jetzt für eine Anschlussheilbehandlung (Rehabilitation) entscheiden. Ich habe immer noch keine Lust, will eigentlich nur meine Ruhe und endlich einmal alles hinter mir lassen, aber dann denke ich mir, ich muss mich ja nicht mit den anderen Patienten auseinander setzen, wenn es mir nicht passt, sondern kann meinen eigenen Weg gehen und versuchen, für mich etwas Positives herauszuholen. Also rufe ich die Sozialarbeiterin der Klinik an, sage ihr, dass ich meine Therapien beendet habe, und sie schlägt mir die Reha für den 3. Juli vor. Das geht zwar wieder einmal ziemlich schnell, aber warum nicht? So lasse ich mich jetzt aufpäppeln und habe dann genügend Kraft für meinen im Sommer anstehenden Laborumzug.

Blutbild: 1300 Leukozyten, Hb 9,2 g/dl, Eisen 31 mg/dl, so schlecht waren meine Blutwerte noch nie. Wie hält man sich damit aufrecht? Gehe nachmittags zu Frau Dr. K. Sie sagt, ich solle noch ein paar Tage warten, wenn die Werte in der Zeit nicht noch weiter absinken, brauche ich nichts zu machen. Aber ich soll mich schonen. Vor allem muss ich aufpassen, dass ich keinen Infekt bekomme. Und ich wollte doch tanzen gehen ...

21. Juni

Blutbildkontrolle: Die Werte sind immer noch so niedrig, zeigen aber eine winzige Tendenz nach oben. Ich bin dankbar für jede einzelne Zelle. Damit bleiben mir Spritzen oder Ähnliches erspart. Ich bin erstaunt, wie gut ich mich mit solch schlechten Blutwerten fühle.

31. Juli

Ich habe vier Wochen Rehabilitation an der Nordsee hinter mir, und, man höre und staune: Es war eine wunderbare Zeit! Ich bin wirklich froh, dass ich mich trotz meiner anfänglichen Ablehnung für diese Reha entschieden habe, denn sie hat mir unglaublich gut getan. Ich habe selten in meinem Leben so viel Freundlichkeit von fremden Menschen erfahren, so viel Akzeptanz und Zuwendung, und das auf allen Ebenen. Ich habe mich rundherum wohl und geborgen gefühlt. Schon nach wenigen Tagen hatte ich alles andere vergessen, dachte nicht mehr an zu Hause, an mein Labor oder sonst irgendetwas, ich war nur noch in dieser wohltuenden, behüteten Umgebung. Ich hatte jede Menge Anwendungen: Gymnastik, Muskeltraining, Entspannung, Massage, Schwimmen, Wandern. Und dazwischen immer wieder viel Ruhe. Ich bin jeden Tag spazieren gegangen, denn allein die Luft hat mir schon gut getan. Zusätzlich gab es noch interessante Vorträge und Gesprächskreise sowie eine ausgezeichnete psychoonkologische[69] Betreuung.

Aber ich habe nicht nur etwas bekommen, sondern habe auch selbst eine Menge geben können - ein wunderbares Gefühl! Ich war das große Vorbild in der Klinik, ich war die einzige, die ohne Perücke und ohne Prothese herum gelaufen ist. Damit konnte ich anderen Frauen Mut machen. In den Gymnastikkursen war ich immer vorne weg und habe bewiesen, dass man auch nach der Operation wieder beweglich werden kann. Ich habe sogar selbst eine Tanzgruppe geleitet. Ich konnte in den Gesprächskreisen meine Kenntnisse aus der Tumorforschung anbringen, habe mit vielen Frauen Einzelgespräche geführt und ihnen Möglichkeiten aufgezeigt, wie es weiter gehen kann. Dafür bekam ich so viel positive Rückmeldung und Dankbarkeit; ich weiß gar nicht mehr, wie viele Menschen mich am Tag meiner Abreise umarmt haben, ich hätte fast geheult. Und das hat auch mir Mut gemacht, mir Kraft und Stärke gegeben und mir gezeigt, dass ich auf dem richtigen Weg bin. Ich habe mir fest vorgenommen, so viel wie möglich von diesen Gefühlen in meinen Alltag hinüberzuretten. Wann immer mir jemand dumm kommt, werde ich daran denken, wie freundlich die Menschen in der Klinik zu mir waren. Und wenn mich etwas aufregt, werde ich mich erst einmal fragen, ob sich das lohnt, ob das wichtig ist, und ob mir das gut tut. Ich will lernen, mehr auf mich zu achten, besser mit Stresssituationen umzugehen und mir so viel Gutes wie möglich zu gönnen. Das ist vielleicht egoistisch, aber schließlich geht es um mich, meine Gesundheit, mein Leben! Und ich will leben, trotz der Krankheit, mit der Krankheit und vielleicht sogar besser, oder wenigstens bewusster als vorher.

Doch ich hatte auch Erlebnisse, die unangenehm und bisweilen skurril waren. Während eines Schiffsausfluges kommt plötzlich eine ältere Frau auf mich zu, bleibt vor mir stehen und macht ein Foto von mir – einfach so. Als ich etwas verdutzt schaue, meint sie recht schnippisch: Sie haben doch wohl nichts dagegen, wenn ich Sie fotografiere? Ich bin so fassungslos, dass mir in diesem Moment nichts dazu einfällt. Ich fühle mich wie ein Affe im Zoo. Erst später habe ich eine passende Reaktion parat. Ich hätte mein Hemd hochziehen, meine Brustnarbe zeigen und fragen sollen: Wollen Sie die auch fotografieren?

Ein anderes Mal wollte ich in einem Lokal zur Toilette, da sagte eine Frau neben mir: Für Herren ist links! Solche Sprüche müssen erst einmal verdaut werden, aber sie härten ab. Beim nächsten Mal werde ich sicherlich schneller reagieren.

5. August

Der Alltag hat mich wieder, nun geht es an die Arbeit. Ich sage in der Klinik überall „Hallo“ und „Guten Tag“, und jeder schaut auf meine neuen Haare. Die sind zwar noch sehr zart und weich und komplett grau, aber ich bin sehr froh, dass sie während der Reha so toll gewachsen sind. Mein Chef heißt mich herzlich willkommen, fragt: Darf ich mal?

und krault mir meine „Pracht". Nun muss ich langsam meinen Laborumzug organisieren, aber ich gehe es ruhig an, das habe ich mir schließlich vorgenommen.

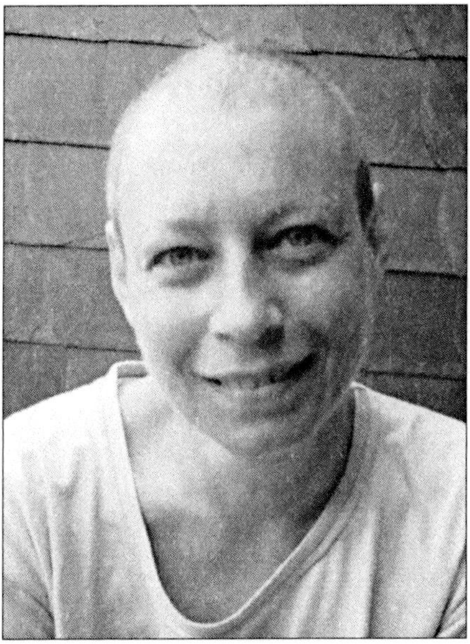

Die ersten zarten Haare, acht Wochen nach der letzten Chemo.

12. August

Mich plagt eine dicke Erkältung, und ich huste ganz kräftig. Da hat es mich also doch noch erwischt. Frau Dr. K. sagt, ich stände kurz vor einer Lungenentzündung. Das heißt dann: diese Woche noch Schonung und natürlich kein Tanzen, schade. Sie veranlasst auch eine Stuhluntersuchung, da meine Darmflora von der Chemo immer noch kaputt ist. Ergebnis: zu viele böse, zu wenig gute Darmbakterien. Also muss ich wieder Tabletten und Tropfen schlucken.

27. August

Die heiße Phase des Laborumzugs beginnt: heute Packen, morgen Demontage, übermorgen Montage in den neuen Räumen, dann Transport der Umzugskisten. Ich bin sehr nervös und kann kaum schlafen, weil mir jede Nacht ständig all die Dinge durch den Kopf gehen, die ich noch erledigen muss.

30. August

Der Umzug ist geschafft, und es ist alles gut gegangen! Jetzt geht es ans Auspacken und einräumen, aber dafür kann ich mir ja Zeit lassen. Habe heute einen Termin in der Augenklinik, um mal meine schlecht gewordenen Augen untersuchen zu lassen. Ich hoffe nicht, dass es am Tamoxifen liegt, das als Nebenwirkung die Retina[70] verändern kann. Aber die Ergebnisse sind unauffällig, außer dass ich jetzt eine Lesebrille brauche. Das ist wohl das Alter.

4. September

Die Ferien sind zu Ende. Jetzt beginnt wieder das volle Programm, also Tanztraining, Tango und Gymnastik. Bis zu meiner nächsten Zwangspause im Herbst mache ich alles mit und genieße es, solange es noch geht.

6. September

Meine Nachbarin kommt zu mir ins Labor und hilft mir beim Auspacken der Umzugskisten. Das macht Spaß. Auch zwei Assistentinnen aus der Klinik helfen mir. Es ist sehr gewöhnungsbedürftig für mich, so viel Hilfe anzunehmen (wie kann ich andere Leute meine Kisten schleppen lassen?), aber ich sehe ein, dass es nicht anders geht; die schweren Sachen kann ich mit meinem rechten Arm noch nicht heben. Und ich denke, sie machen es auch gerne. Auf diese Weise habe ich innerhalb nur einer Woche alles ausgepackt, das gesamte Labor eingerichtet, sauber gemacht und aufgeräumt.

23. September

Gehe heute zum ersten Mal seit der Chemo wieder zum Friseur. Die Friseurin schaut mich groß an, als ich sage: Bitte einmal Haare schneiden! Wir einigen uns auf eine 8 mm-Rasur und es kommt eine ganze Menge herunter. Die Haare sind mittlerweile kräftig und dicht nachgewachsen, viel schöner, als meine früheren Haare waren. Sie sind wieder dunkel, nur etwas grau meliert. Sieht durchaus edel aus. Ich denke, ich werde sie erst einmal so kurz lassen, denn es steht mir gut und ist vor allem praktisch. Das ist jetzt die neue Frisur für mein neues Leben!

24. September

Der erste Nachsorgetermin. Ich sitze im Wartezimmer und bin eigentlich ganz ruhig. Aber irgendwo schwelt doch die Angst, denn mir wird auf einmal flau und schwindelig. Mit weichen Knien gehe ich zur Untersuchung. Dr. W. macht die Ultraschalluntersuchung – alles ist in Ordnung, da bin ich doch froh! Dann besprechen wir die anstehende Operation. Ich sage ihm, dass ich mir, wenn er einmal dabei ist, außer den Eierstöcken auch noch gerne die Gebärmutter herausnehmen lassen möchte; denn es ist bekannt, dass die Behandlung mit Tamoxifen ein erhöhtes Risiko für Endometriummalignome[71] mit sich bringt. Und was nicht mehr da ist, kann auch nicht mehr entarten. Er sagt, im Prinzip sei dagegen nichts einzuwenden, aber er rät mir zu einer subtotalen Operation, d.h. nur den Korpus[72] der Gebärmutter zu entfernen und die Zervix[73] zu belassen. Damit bleibt der Beckenboden stabiler. Der Eingriff könnte endoskopisch über eine LASH[74]-Operation erfolgen, also nur vier kleine Schnitte in die Bauchdecke. Das hört sich gut an, und ich stimme zu. Als Termin vereinbaren wir den 7. Oktober.

1. Oktober

Anmeldung in der Klinik: zuerst Anästhesie-Aufklärung, anschließend die gynäkologische Untersuchung bei Dr. W. Er muss sich ja mal anschauen, was er nächste Woche alles herausoperieren will. Dann einen Zellabstrich zur Kontrolle und das Versprechen, mir beim Entfernen des Ports eine wunderschöne Narbe zu hinterlassen (die wegen der Nachblutung zweimal aufgeschnittene Implantationsnarbe sieht nämlich nicht schön aus!). Zum Schluss noch der Aufklärungsbogen für die Operation – ich schlucke heftig, als man mir erzählt, was dabei so alles schief gehen kann und ich das dann auch noch unterschreiben muss. Aber ich habe es ja so gewollt, also werde ich es auch durchziehen. Spreche noch mit der Pathologin und bitte sie, sich wieder um die Histologie zu kümmern. Dann weiß ich wenigstens, dass ich einen ordentlichen Befund bekomme.

2. Oktober

Letzter Arbeitstag. Habe alles geregelt und organisiert, was noch zu erledigen war. Ich verabschiede mich vom Chef und allen anderen. Abends tanzen, auch hier wieder ein Abschied für längere Zeit.

Bekomme Grüße von R.:

„... Wir haben miteinander telefoniert, und ich war froh, trotz einer erneut schwierigen Zeit für Dich, aus Deiner Stimme die altbekannte „Power“ herauszuhören. Du hast also wirklich diese ganzen Chemo-Höllen hinter Dich gebracht und bist in Deinem Wesenskern unbeschadet daraus hervorgegangen. Ich wünsche Dir immer mehr Stärke, nicht nur für diese letzte Operation, sondern auch für danach und Dein weiteres Leben, das sicher jetzt eine neue Prägung haben wird ...“

6. Oktober

Letzter Tag vor der Operation. Wache mit heftigen Kopfschmerzen auf – genau wie beim letzten Mal. Ich quäle mich durch den Tag und gehe abends früh ins Bett. Aber ich kann nicht einschlafen. Stundenlang liege ich wach und wälze mich mit meinen Schmerzen hin und her. Ich denke darüber nach, was morgen alles schief gehen kann und ob meine Entscheidung auch richtig gewesen ist.

Am liebsten würde ich zu Hause bleiben. Aber dann wäre ich wahrscheinlich auch nicht glücklicher, sondern hätte ständig Angst, dass an den dringebliebenen Organen etwas bösartig werden könnte. Irgendwann schlafe ich dann doch noch für ein paar Stunden ein.

7. Oktober

Um sechs Uhr klingelt der Wecker, nun wird es ernst. Aufstehen, duschen, anziehen und immer noch Kopfschmerzen. Ich nehme meine Tasche, ein letzter Blick zurück, dann ziehe ich mit einem drückenden Gefühl im Bauch die Tür hinter mir zu. Hans fährt mich in die Klinik.

Er nimmt mich noch mal in den Arm, dann ist er weg. Ich gehe zur Anmeldung und anschließend auf die Station. Diesmal werde ich freundlich begrüßt und in mein Zimmer gebracht. Die Schwester sagt, als erste kann ich leider nicht drankommen, aber so gegen halb neun wird es losgehen. Ich ziehe mich aus, werde noch rasiert, lege mich ins Bett – und warte. Es wird neun Uhr, es wird zehn Uhr, nichts passiert. Jedes Mal, wenn auf der Station das Telefon klingelt, denke ich: Jetzt bin ich dran, jetzt holen sie mich. Diese Warterei ist schrecklich, die Kopfschmerzen sind schrecklich, alles ist schrecklich. Um halb elf ist es dann endlich so weit; ich bekomme die Prämedikation, aber anstatt dass ich gleich in den OP gefahren werde, muss ich noch einmal warten. Macht nichts, denke ich, in spätestens zehn Minuten werde ich einschlafen, dann ist sowieso alles egal.

Von wegen! Erst nach einer weiteren halben Stunde werde ich abgeholt, und ich bin immer noch hellwach. Sie schieben mich in den Vorbereitungsraum, dort muss ich auf den OP-Tisch klettern. Dann werde ich fest gebunden, verkabelt und verstöpselt, bekomme einen Zugang in die Vene und endlich die erlösende Dröhnung. Ich spüre noch, wie mir die Anästhesistin das Narkosemittel spritzt, wie es im Arm hochkriecht, dann sacke ich weg. Das war's, sage ich, und tschüss!

Vier Stunden später komme ich langsam wieder zu mir. Ich höre, wie mich die Schwester beim Namen ruft, kann aber die Augen noch nicht öffnen, sondern nur schwach grunzen. Ich denke: Ganz gleich, was passiert ist, es ist vorbei, ich habe es überstanden! Dann muss ich zur Toilette und rufe die Schwester. Sie sagt, ich hätte einen Dauerkatheter, ich solle einfach die Blase entspannen und loslassen. Das ist gar nicht so einfach und ein ziemlich komisches Gefühl, weil ich Angst habe, ins Bett zu machen. Aber es scheint zu klappen, denn der Druck lässt allmählich nach. Plötzlich fange ich an zu zittern. Ich verkrampfe meine Bauchdecke und kann gar nicht mehr aufhören. Die Schwester stellt einen Heizstrahler über mein Bett, aber das hilft nicht. Nur mit ganz viel Anstrengung und Konzentration gelingt es mir, mich zu beruhigen. So langsam peile ich die Lage: kein Kopfweh mehr, kein Schwindel, keine Schmerzen, nur entsetzlich müde. Irgendwann werde ich auf mein Zimmer gebracht. Dort döse ich weiter, ohne mich viel zu bewegen. Sie müssen mir ein gutes Schmerzmittel gegeben haben, denn ich spüre gar nichts.

Abends kommt Udo. Das ist schön, da fühle ich mich nicht so verlassen. Ich erzähle ihm, wie es war und schlage die Decke hoch. Überall hängen Schläuche: an der linken Hand die Infusion, an der Portwunde eine Ziehharmonika-Drainage, aus dem Bauch eine dicke Wunddrainage und noch der Blasenkatheter. Dr. W. schaut vorbei. Er sagt, die Operation hätte zweieinhalb Stunden gedauert, es sei alles gut gegangen, der Port sei raus, keine Komplikationen. Später muss ich aufstehen, die Schwestern wollen mein Bett machen. Ich setze mich zuerst vorsichtig auf die Bettkante, dann gehen wir ins Bad. Dort werde ich auf einen Hocker platziert, doch plötzlich spüre ich das bekannte flaue Gefühl im Kopf, kann noch die Schwester rufen, verdrehe die Augen und kippe um. Mit Mühe schaffen sie mich zurück ins Bett, Füße hoch, langsam komme ich wieder zu mir. Das war wohl keine so gelungene Vorstellung. Ich bin froh, dass ich wieder liege und dass ich den Katheter habe, so muss ich wenigstens nicht für die Toilette aufstehen. Ich stecke mir

Stöpsel in die Ohren, denn die Frau neben mir stöhnt und schnarcht und verbringe mit all meinen Schläuchen eine halbwegs gute Nacht.

8. Oktober

Es ist acht Uhr, ich warte aufs Frühstück. Ich bekomme ein Brötchen und ein Kännchen Tee. Der Tee tut gut, aber als ich den ersten Bissen des Brötchens hinunter schlucke, wird mir schlecht. Also kein Frühstück. Die Schwester sagt, sie will mich gleich aus dem Bett holen zum Waschen und Zähneputzen. Eigentlich möchte ich nur in Ruhe hier liegen und mich so wenig wie möglich bewegen, denn mittlerweile spüre ich das Gas, das sie mir für die Operation in den Bauch gepumpt haben, bei jedem Atemzug wie tausend Messerstiche bis hinauf in die Schultern. Außerdem habe ich schon wieder Kopfweh. Dann kommt die Anästhesistin. Ich frage sie, was sie mir denn für eine wunderbare Schmerzmedikation gegeben hätte, denn bis auf das Gasdrücken hätte ich überhaupt keine Beschwerden. Nichts, sagt sie, nur die üblichen Narkosemittel während der Operation. Das finde ich ja toll, dass man so eine Operation ganz ohne Schmerzen überstehen kann. Um zwölf Uhr(!) kommt die Schwester zum Zähneputzen, diesmal schaffe ich es ins Bad ohne umzukippen. Dann wird der Blasenkatheter gezogen. Ich esse eine Suppe, mehr geht nicht, aber sie bekommt mir.

9. Oktober

Stehe heute allein auf, ich soll mich bewegen, damit das Gas schneller resorbiert wird. Ich gehe zunächst ganz langsam auf dem Gang auf und ab, dann fahre ich mit dem Aufzug in die Cafeteria und bleibe dort eine halbe Stunde sitzen.

Die Wunddrainage ist etwas undicht und nässt. So wird später der Verband gewechselt und anschließend die Drainage am Port gezogen. Die bin ich schon mal los.

10. Oktober

Die Pathologin bringt mir den histologischen Befund: eine Zyste am Eierstock und ein kleines Myom[75] in der Gebärmutter, aber das sei altersgemäß und nicht beunruhigend. Hört sich gut an. Abends will mir die Stationsärztin die Drainage aus dem Bauch ziehen. Sie schaut sich den Beutel mit dem gelblichen Wundsekret an und fragt: Ist das Urin? Na toll! Ich erkläre ihr, um was es sich handelt, dann zieht sie das Teil. Ich spüre, wie der Schlauch einmal quer durch meinen Bauch rutscht - ein fieses Gefühl, aber ich bin froh, dass er nun entfernt ist. Die letzte Nacht in der Klinik, ich freue mich auf zu Hause.

11. Oktober

Abschlussuntersuchung. Dr. W. tastet alles ab und schallt den gesamten Bauchraum: Nieren, Blase, Harnleiter, Darm, alles in Ordnung. Er kann mich mit gutem Gewissen entlassen. Verbringe den größten Teil des Tages im Bett und genieße noch einmal das Nichtstun. Am späten Nachmittag stehe ich auf, packe meine Sachen und ziehe mich an.

Oh je, die Hose geht nicht zu, der Bauch ist immer noch aufgebläht und empfindlich. So muss sie eben offen bleiben.

Dann kommt Hans und holt mich ab. Wir fahren nach Hause, und er bugsiert mich die Treppe hinauf. Wieder 62 Stufen, ganz schön mühsam! Oben angekommen, bin ich völlig geschafft und froh, dass ich mich gleich auf mein Sofa legen kann.

13. Oktober

Die Drainagewunde nässt immer noch, heute morgen hat es sogar etwas geblutet. Das Loch ist riesig und grässlich. Es wird keine schöne Narbe geben, gut, dass sie im Schamhaarbereich liegt und später hoffentlich nicht mehr zu sehen ist.

15. Oktober

Gehe zu Frau Dr. K. zum Fäden ziehen. Es tut brutal weh, denn Dr. W. hat sie so fest verknotet, dass sie kaum zu pakken sind. Die Wunden heilen gut, bis auf das Drainageloch. Das ist weiterhin offen und hat sich etwas entzündet.

Frau Dr. K. schmiert Salbe darauf und meint, das brauche seine Zeit. Nach dieser Aktion ist mir schon wieder ganz flau, und ich muss mich erst einmal eine Weile hinsetzen, bevor ich den Heimweg antreten kann. Mühsam hangele ich mich dort die Treppe hoch, dann ist wieder Sofa angesagt.

23. Oktober

Die Drainagewunde ist nun endlich trocken und wächst langsam zu, aber ich kann eine Verdickung oberhalb der Wunde tasten. Hoffentlich ist das nichts Schlimmes. Die anderen Wunden sind sauber verheilt und kaum mehr zu sehen. Nur der Bauch ist immer noch dick. Das stört mich schon sehr, da alle Hosen und Röcke drücken.

24. Oktober

Untersuchung bei Dr. W. Er sagt, die Wunden sähen gut aus, die Verdickung oberhalb der Drainagewunde sei ein innerer Narbenstrang. Immerhin hat in diesem Loch ein mehr als daumendickes Instrument gesteckt – so eine Art „Fleischwolf-Rückwärts“ – also ein Gerät, das die Gebärmutter ansaugt, das Gewebe zerkleinert und oben als „Hackfleisch" wieder ausspuckt. Per Ultraschall konnte noch ein leichter Sekretspiegel in der Bauchhöhle festgestellt werden, aber der wird mit der Zeit noch resorbiert. Also alles in bester Ordnung. Dann zeigt er mir noch die endoskopischen Bilder, die er während der Operation angefertigt hat: sehr beeindruckend. Wenn ich sehe, wo er überall herumgeschnitten hat, wundert es mich nicht, dass es in meinem Bauch immer noch zieht und zwickt. Ich darf sie mitnehmen für meine Fotosammlung.

28. Oktober

Gehe nach drei Wochen wieder arbeiten. Bleibe aber nur bis mittags, länger kann ich noch nicht sitzen. Auch das Treppensteigen ist mühsam, bei jedem Schritt spüre ich meinen Bauch. Es geht alles nur ganz langsam. Und ich habe wieder Kopfschmerzen. Lege mich am späten Nachmittag ins Bett. Ich kann nichts mehr essen, mir ist nur noch schlecht. Nimmt das denn gar kein Ende? Nun ist doch schon seit acht Monaten meine Hormonproduktion unterdrückt und trotzdem habe ich immer noch Kopfschmerzen. Damit ist auch die letzte Hoffnung auf Besserung meiner Migräne dahin. Ich werde wohl weiterhin diese Schmerzen aushalten müssen.

30. Oktober

Gehe heute Tango tanzen, zum ersten Mal seit der Operation. Es ist zwar schön wieder dabei zu sein, aber ich spüre jede Bewegung im Bauch und muss mehrere Pausen machen. Ich schaffe nur ruhige Stücke. Das ist mühsam und nicht gerade stimmungsfördernd. Ich bin müde und traurig.

2. November

Mein Vater schickt mir Grüße zu meinem heutigen Geburtstag:

„... Dein 47. Lebensjahr dürfte wohl das bislang Bewegendste aller gewesen sein, hat es doch neben den körperlichen Strapazen und Veränderungen an den Grundfesten Deiner Seele arg gerüttelt. Es ist in der Tat erstaunlich, mit welch innerer Stärke und Überwindungskraft Du der ersten Diagnose und der Tatsache dieser Krankheit standgehalten, die Fäuste geballt, die Ärmel aufgekrempelt und Dich dem Notwendigen gestellt hast. Dein noch so junges Leben war und ist Dir freilich zu kostbar, um gleich oder irgendwann ans Aufgeben zu denken. Wenn Du jetzt sagen kannst, „ich bin durch!", dann dürfte dies als ein weitaus höher zu bewertender Sieg gelten, als alle Erfolge, die Du bisher errungen hast. So wünsche ich Dir, dass Dein Leben bald wieder eine Normalität erreicht, in die das anders Gewordene integriert ist, die schmerzlichen Erinnerungen mehr und mehr vom Nebel der Vergangenheit verschluckt werden und Du eine erneuerte, doch echte Freude am Leben entdeckst ..."

3. November

Schon wieder Kopfschmerzen. Und alles andere tut auch weh: der Bauch, die Portnarbe, die Brustnarbe. Ich spüre, dass ich mit meiner Kraft am Ende bin. Der „Akku" ist leer, da sind keine Reserven mehr. Der Bauch braucht nach allem, was in diesem Jahr gewesen ist, einfach viel länger, um zu heilen. Ich muss jetzt akzeptieren, dass es nur ganz langsam geht. Aber es frustriert mich, ich möchte so gerne wieder fit sein, alles machen, alles können, vor allem wieder richtig tanzen ...

4. November

Spreche mit Frau Dr. S. darüber, dass ich mich so schlecht fühle. Sie sagt, das sei völlig normal, ich hätte ja schließlich eine Menge hinter mich gebracht, und so, wie es mir jetzt geht, hätte es schon das ganze letzte halbe Jahr sein können. Außerdem käme der Zusammenbruch jetzt vielleicht auch, weil nun endlich alles vorbei ist und nichts mehr vor mir liegt, was ich noch bewältigen muss. Ich solle mal etwas geduldiger mit mir sein, mir viel Ruhe und meinem Körper mehr Zuwendung gönnen. Am liebsten würde sie mich noch einmal krankschreiben, aber das will ich nicht. Ich kann doch nicht schon wieder fehlen. Die nächsten sechs Wochen werde ich schon noch durchstehen und dann fahre ich in ein schönes Sanatorium und lasse mich verwöhnen.

Habe einen Termin beim Zahnarzt, ein Inlay[76] muss ersetzt werden. Also spritzen, bohren, Abdrücke - mir wird fast schlecht. Ich halte wirklich nicht mehr viel aus.

14. November

Ich mache mir schon wieder ständig Gedanken über meine Nachsorge. Ich weiß einfach nicht, was richtig ist: So wenig wie möglich, um mich nicht ständig damit zu belasten, oder doch ein regelmäßiges Screening, um eventuelle Rezidive[77] oder Metastasen so früh wie möglich erkennen und behandeln zu können? Durchsuche stundenlang das Internet, finde eine Unmenge an Informationen, aber die allgemeingültigen Antworten gibt es nicht. Letztendlich muss ich selbst entscheiden, was ich will.

Abends zum Tangounterricht. Diesmal klappt es gut, ich halte eine Stunde durch und kann sogar einige schnelle *Milongas* tanzen. Es geht aufwärts.

Das Leben ist schön

Flügel

Warum
solltest Du
nicht mehr
nach dem
Regenbogen
greifen?

Der Sprung
ist Dir
zu hoch?

Aber
Deine Seele,
Deine Seele
hat Flügel –
wenn Du
willst.

Ruth Brühl

10. Dezember

Auf einer Veranstaltung gerate ich in eine Situation, die mal wieder mein ganzes Selbstwertgefühl erfordert. Von hinten tritt eine Frau an mich heran und sagt: Ich habe mit meinem Mann gewettet, ob Sie ein Mann oder eine Frau sind! Das ist heftig, vor allem, da meine Haare doch mittlerweile wieder richtig dicht gewachsen sind. Ich sage: Tja, so sieht man halt aus, wenn man eine Chemotherapie hinter sich hat! Daraufhin die Frau: Und wie alt sind Sie? - Es ist nicht zu fassen.

15. Dezember

Fahre für eine Woche in ein wunderbares Sanatorium, um mich rundherum verwöhnen zu lassen. Herrlich, ich genieße die Zeit in vollen Zügen. Es tut gut, mal wieder unter Menschen zu sein. Am ersten Tag muss ich mir zwar direkt einen dummen Spruch anhören (... sitzen zwei alte Damen am Nebentisch, sagt die eine zur anderen: Schau mal, wie die rumläuft, die sieht ja aus wie ein Mann ...), aber beim Abschied werde ich umarmt und einige Gäste bedanken sich sogar bei mir, dass ich ihnen so viel gegeben habe. Dabei muss ich mich doch dafür bedanken, dass ich so viel bekommen habe.

4. Januar

Ich treffe O., die auch Brustkrebs hat, und frage sie, wie es ihr geht. Schlecht, sagt sie, und erzählt mir ausführlich von ihren Familienproblemen, aber kein Wort über sich selbst. Das finde ich seltsam. Spreche später mit Frau Dr. S. darüber, und sie meint, O. könne wohl mit ihrer eigenen Erkrankung nur schlecht umgehen, und sie würde sich wahrscheinlich von mir provoziert fühlen, weil ich so offen damit bin und es auch zeige. Das gibt mir zu denken. Ist mein Verhalten etwa falsch? Ich kann die Reaktion zwar nachvollziehen, doch eigentlich ist das nicht mein Problem, sondern eher das der anderen.

14. Januar

Zweite Nachsorge. Ich habe seit einigen Tagen ein Jucken an der Brustnarbe und wieder die Angst: was ist, wenn ...

Johanna schickt mir liebe Gedanken, die wahrhaftig unter die Haut gehen:

„... Mir ist ganz schlecht geworden, als Du von dem Jucken Deiner Narbe geschrieben hast. Da spürte ich zum ersten Mal den unermeßlichen Schrecken, der über dieser lebensbedrohlichen Krankheit liegt. Ich meine, dass ich es plötzlich richtig in mir gespürt habe, nicht bloß im Kopf. Es war ganz schrecklich, die Vorstellung, Du müsstest eine Entscheidung treffen, ob Du Dir noch mal eine Chemo antust oder aufgibst. Ich spürte zum ersten Mal den völligen Ernst der Lage, weg von dem Abstrakten. Dieses „es kann jederzeit wieder von vorne losgehen", und es kann dann sein, dass Du nicht mehr bereit bist zu kämpfen, das hat mich umgehauen. Im Moment ist in mir nur ein einziger großer Wunsch: Du musst gesund bleiben, immer stärker, sprich, achtsamer, gesund-egozentrischer und wahrhaftiger werden in Deinem Leben, damit der Krebs keine Chance mehr hat, von Deinem Körper Besitz zu ergreifen. Ich wünsche Dir alle Kraft der Welt, schicke Dir all meine Herzenswärme auf dem schnellsten Weg nach Köln und umhülle Dich mit so vielen lieben Gedanken, dass Dir keiner mehr etwas antun kann ..."

Morgens Blutabnahme, dann Ultraschall bei Dr. W. Diesmal wird mir nicht schwindelig, ist doch schon mal ein Erfolg. Und es ist alles in Ordnung. Er empfiehlt mir dann noch die Mammographie und ich spreche mit ihm übers Tamoxifen. Soll ich auf Aromatasehemmer[78] umsteigen? Die sind ja angeblich besser und verträglicher als Tamoxifen, dafür aber sieben Mal teurer. Er meint, solange keine gravierenden Nebenwirkungen auftreten, solle ich dabei bleiben, es sei immer noch das Mittel der ersten Wahl. Lieber die Option zum Wechseln offen halten, für den Fall, dass ich es nicht mehr vertrage.

Da sich meine Nebenwirkungen in Grenzen halten (Hitzewallungen: sind auszuhalten; leichter Bartwuchs: kann ich rasieren; Schlafstörungen: wache jede Nacht 2-3 Mal auf, schlafe aber meistens schnell wieder ein; Gewichtszunahme: 2 kg mehr, sind akzeptabel; trockene Haut: kann ich eincremen), werde ich also dabei bleiben.

15. Januar

Gehe gleich morgens früh zur Mammographie. Sie zeigt keine Auffälligkeiten, wie beruhigend. Bekomme nachmittags meine Blutwerte, auch hier ist alles gut. Nun kann ich die Angst wieder aus meinem Kopf vertreiben. Ich schmiede Pläne und buche meinen Urlaub für den Sommer.

30. Januar

Meine Haare sind schön dicht geworden und werden immer länger. Ich gönne mir mal wieder eine Rasur. Doch welch ein Schreck: nachdem die „Wolle“ herunter ist, bleiben nur noch dünne, feine Haare mit durchscheinender Kopfhaut übrig, also wieder die Haare, die ich früher hatte.

Ich sehe schrecklich aus, beinahe so, wie im Sommer nach der Chemo, als gerade der erste Flaum gewachsen war. Ich traue mich kaum auf die Strasse. Aber nun sind sie ab. Aus der Traum von dicken Haaren. Jetzt muss ich sie mir wohl wieder länger wachsen lassen. Damit hat sich also die Vorhersage bestätigt, dass bei einigen Patienten etwa sechs Monate nach der Chemo die ursprüngliche Beschaffenheit der Haare wieder durchkommt.

5. Februar

Heute ist mein erster Krebs-Jahrestag, oder vielleicht auch eine Art zweiter Geburtstag. Heute vor einem Jahr bekam ich die Diagnose „Mamma-Ca", und ein neues, ein anderes Leben hat begonnen. Wenn ich darüber nachdenke, was in dieser Zeit geschehen ist, was ich erlebt, durchgemacht, aber auch geschafft habe, dann kann ich es noch gar nicht richtig glauben. Manchmal kommt es mir so vor, als sei alles erst gestern gewesen, dann wieder bin ich erstaunt darüber, wie schnell das Jahr vorüber gegangen ist. Ich ziehe Bilanz.

Das Wichtigste: Es geht mir gut! Meine Untersuchungen sind bisher gut verlaufen, die Werte im Normbereich, ich fühle mich stabil, ich lebe mein Leben wie früher, kann meiner Arbeit nachgehen und wieder ohne Einschränkungen tanzen. Ich bin jedoch nicht mehr so belastbar wie vorher, werde schneller müde, brauche einfach mehr Ruhe, und die gönne ich mir auch. Körperlich gibt es noch kleinere Defekte. So ist immer noch der Darm geschädigt, ich habe oft Blähungen und Verdauungsprobleme sowie ausgeprägte Hämorrhoiden. Meine Bauchnarben sind gut verheilt, nur das Drainageloch ist hässlich geworden.

Die Brust- und Portnarbe sind noch leicht gerötet und häufig brennen oder spannen sie. Ich schmiere sie nach wie vor täglich mit Narbengel oder einfach Bepanthen[79] oder Ringelblumensalbe ein. Ich habe gelegentlich Taubheitsgefühle und Kribbelparästhesien[80] in beiden Händen sowie ein leichtes Lymphödem[81], meine Ringe passen mir nicht mehr. Auf der Kopfhaut hat sich eine seborrhoische Dermatitis[82] gebildet, die sich nur schwer behandeln lässt.

Mein Gedächtnis hat empfindlich nachgelassen, ich vergesse ständig Dinge oder kann mich an Vieles einfach nicht mehr erinnern. Meine Augen sind schlechter geworden, ich brauche jetzt eine Lesebrille. Alle diese „Zipperlein" sind womöglich immer noch Nachwirkungen von der Chemo, können aber auch mit der massiven Hormonumstellung zusammenhängen oder ganz unabhängig davon, einfach mit meinem Alter. Doch sie sind erträglich, und ich messe ihnen nicht so viel Bedeutung bei. Früher hätte mich das alles sicher sehr gestört, heute sage ich mir, solange nichts Schlimmeres kommt - kein Rezidiv, keine Metastasen - ist es in Ordnung. Damit kann ich gut leben.

Und so hat sich auch meine Einstellung zu der Krankheit geändert. Bisher habe ich immer gesagt: Ich kämpfe gegen den Krebs! Dabei war mir gar nicht klar, wie viel Aggressivität in dem Wort „kämpfen" liegt und wieviel Kraft für so einen Kampf benötigt wird. Mittlerweile betrachte ich meine Situation aus einer anderen Sicht: Ich lebe mit dem Krebs!

Ich habe ihn akzeptiert, arrangiere mich mit ihm und mache das Beste daraus. Er gehört jetzt zu meinem Leben, und ich schaue, ob er mir vielleicht sogar Gutes bringt, nämlich ein Umdenken, ein bewussteres Leben, ein Mehr-auf-mich-achten. Dies gelingt zwar nicht immer, manchmal ist es auch schwer auszuhalten, wenn wieder irgendwo etwas weh tut, aber dann versuche ich, die richtigen Relationen wieder herzustellen und meine Kraft dafür einzusetzen.

22. Februar

Fahre zu einem Seminar über gesunde Ernährung. Dort wird auch ein Test angeboten, mit dem man im Serum Immunkomplexe nachweisen kann, die aufgrund von Nahrungsmittelunverträglichkeiten im Darm entstehen. Dieser Test ist zwar sehr teuer, aber das soll es mir wert sein. Vielleicht habe ich ja nur deswegen solche Darmprobleme (und Migräne), weil ich ständig das Falsche esse. Ich bekomme eine Menge Informationen und dann das Testergebnis: 40 von 182 getesteten Nahrungsmitteln zeigen eine Reaktion! Darunter sind sämtliche Milchprodukte, ganz viele Obstsorten, einige Gemüse und auch schwarzer und grüner Tee. Das bedeutet, dass ich all diese Lebensmittel für mindestens acht Wochen nicht mehr essen darf und danach kann ich langsam eines nach dem anderen wieder zusetzen und schauen, ob es mir bekommt. Ich bin erschüttert. Kein Tee, keine Milch, kaum Obst und Gemüse, was bleibt mir dann noch?

Da sitze ich nun mit diesem Ergebnis, meine Gedanken drehen sich im Kreis, wenn ich mir überlege, wie und was ich in Zukunft noch essen kann. Einerseits die Vorstellung von diesen Immunkomplexen, die meinen Darm schädigen. Kann ich nachvollziehen. Andererseits der wichtige Einfluss einer vollwertigen, abwechslungsreichen Ernährung im Rahmen der Krebserkrankung. Nicht zu vergessen, die seelische Komponente, also einfach die Lust und Freunde an gutem Essen, die Entspannung bei einer Tasse Tee oder ab und zu ein Glas Rotwein – auch das ist heilsam für den Körper. Immer wieder schaue ich auf die Liste mit den unverträglichen Nahrungsmitteln und versuche, mich damit zu arrangieren. Doch es gelingt mir nicht. Panik kommt auf.

23. Februar

Bin ganz tapfer und verzichte morgens auf meinen schwarzen Tee zum Frühstück, ich will ja alles richtig machen. Immer noch suche ich nach einer Möglichkeit, mit dieser Liste zurecht zu kommen. Im Laufe des Vormittags bekomme ich Kopfschmerzen. Gegen Mittag mache ich mich auf den Heimweg, 200 km bis Köln. Ich fahre auf der Autobahn, Übelkeit macht sich zunehmend bemerkbar, die Schmerzen werden immer stärker, mir fallen sogar zwischendurch die Augen zu. Ich bin überhaupt nicht mehr fahrtüchtig, eigentlich müsste ich sofort anhalten, aber ich habe nur noch einen Gedanken: Ich will nach Hause! Ich öffne die Fenster, stelle das Radio auf volle Lautstärke und irgendwie schaffe ich die Fahrt, aber vor meiner Haustüre breche ich dann zusammen. Ich muss mich übergeben und komme erst im dritten Anlauf die Treppe hoch. Die Schmerzen sind so unerträglich, dass ich kaum atmen kann. Wirre Gedanken über mögliche Ursachen: Gehirnblutung, Metastasen – ich habe Angst.

24. Februar

Nach einer qualvollen Nacht immer noch Schmerzen und Übelkeit. Ich gehe zu Frau Dr. K. und erzähle ihr die Geschichte mit dem Test. Sie schlägt die Hände über dem Kopf zusammen und meint, ich solle auf keinen Fall von heute auf morgen alle Nahrungsmittel weglassen, das würde der Körper nicht vertragen. Wenn, dann nur langsam, erst mal das eine, dann das andere. Sie gibt mir eine Infusion gegen die Schmerzen und die Übelkeit, doch die hilft auch nicht.

25. Februar

Ich halte das nicht mehr aus. Immer noch Schmerzen. Ich grübele weiter darüber, was ich nun essen soll, und was nicht. Jeder sagt etwas anderes. Und warum gehen meine Schmerzen nicht weg? Ich habe einen Verdacht und starte einen Versuch: ich trinke eine große Tasse schwarzen Tee, eine Stunde später sind die Schmerzen weg. Das ist also die Erklärung: ich war im Entzugssyndrom! Und dazu die Angst und die Panik, das war einfach zuviel. Also Schluss mit der Quälerei. Ich werde essen, worauf ich Lust habe und was mir gut tut. Das ist wichtiger, als irgendwelche Immunkomplexe. Mein Körper hat mir schließlich deutlich gezeigt, was er braucht. Und wenn das die Droge schwarzer Tee ist, dann soll er sie bekommen. Ich kann ja meinen Konsum reduzieren, aber so etwas wie in den letzten Tagen möchte ich nicht noch einmal erleben. Ich fange an, zu begreifen, dass man nie alles richtig machen kann. Wichtig ist es, heraus zu finden, was für einen selbst richtig und gut ist. Das Geld für den Test hätte ich mir sparen können, aber es war eine lehrreiche Erfahrung. Langsam geht es mir besser.

27. Februar

Meine Haare sind nachgewachsen, jetzt haben sie die richtige Länge (ca. 20 mm) und sehen wieder gut aus. Ich bin sehr froh, denn ich hatte überhaupt keine Lust, sie wieder länger zu tragen. Die Leute schauen zwar manchmal etwas dumm, aber ich bin mittlerweile daran gewöhnt und mache mir nichts mehr daraus. Mein Motto: es geht nicht um die Leute, sondern um mich, und ich fühle mich wohl damit. Die kurzen Haare sind unglaublich praktisch.

10. März

Morgens an meinem Schreibtisch überkommt mich ganz plötzlich ein heftiger Schwindel. Was ist denn das nun schon wieder? Ich versuche mich hinzulegen, doch dadurch wird es nur noch schlimmer. Kurz darauf wird mir übel. Ich verpasse mir ein Zäpfchen, das kommt nach 20 Minuten wieder heraus. Die Übelkeit nimmt zu. Die Zunge klebt mir am Gaumen, ich bin kaltschweißig, zittere und friere – vegetative Entgleisung. Ich will nach Hause und gehe auf dem Heimweg bei Frau Dr. K. vorbei. Sie untersucht mich, meint, soweit sei alles in Ordnung und gibt mir eine Spritze. Dabei kippe ich dann völlig um. Ich liege über zwei Stunden in der Praxis, bis ich mich endlich auf den Beinen halten kann. Schwindel und Übelkeit sind besser geworden, aber ich fühle mich sehr matt. Und natürlich wieder die Angst: dieser Kontrollverlust, so plötzlich, ohne erkennbaren Grund, was mache ich, wenn das noch einmal passiert? Am nächsten Morgen ist alles vorbei, aber ich bin immer noch unter Anspannung.

4. April

Nächste Woche steht wieder die Nachsorge an. Und damit ich nicht unruhig werde, habe ich mir zur Ablenkung etwas besonders Schönes vorgenommen: ich fahre übers Wochenende in „mein" Sanatorium und werde dort Tangounterricht geben! Eine überaus spannende Angelegenheit – ich habe so etwas noch nie gemacht, aber es wird ein voller

Erfolg. Sogar der Herr Direktor tanzt mit. Ich erzähle meine Geschichte und wie mir der Tango beim Überleben geholfen hat. Wie ich durch den Tango lernte, loszulassen, die Kontrolle abzugeben, mich führen zu lassen, so wie ich auch im Leben die Kontrolle abgeben musste. Ich bekomme ganz viel positive Rückmeldung, das tut unendlich gut. Ich bin gerührt und glücklich. Ich spüre ganz intensiv, was ich in diesem Leben noch alles erreichen kann. Vor allem im Kontakt zu anderen Menschen will ich zeigen, dass es trotz Krankheit weiter geht. Das ist mir ganz wichtig. Ich glaube, solche Erlebnisse sind für mein Immunsystem tausendmal besser, als alle Pillen der Welt.

Und ich bin ruhiger geworden. Ich habe nicht mehr ständig das Bedürfnis, alles richtig machen zu wollen. Mein Leben ist nicht mehr perfekt, mein Körper ist nicht mehr perfekt, warum muss ich dann noch perfekt sein? Ich mache Fehler und kann das auch aushalten. Ich will lernen, öfter die Dinge laufen zu lassen. Ich möchte sagen können: was geht, ist gut - was nicht geht, ist auch gut. Vielleicht gelingt es mir.

7. April

Termin bei Dr. W. Noch ganz erfüllt vom Glück des Wochenendes sitze ich entspannt in seiner Praxis. Wir plaudern locker miteinander, dann macht er die Ultraschalluntersuchung. Alles in Ordnung, wie könnte es auch anders sein, wenn es mir so gut geht. Die Laborwerte sind etwas durcheinander (zu wenig Erythrozyten[84] und Hämoglobin, auch der Blutzucker ist sehr niedrig, vielleicht bin ich deswegen immer so müde?), aber nicht beunruhigend. Also wieder eine Runde geschafft, ich freue mich aufs Leben.

Und so stürze ich mich in ein weiteres Abenteuer: Anfang Mai heiratet Johanna in Regensburg. Sie veranstaltet ein großes Fest, und ich möchte ihr gerne einen Tango schenken, das heißt, ich möchte für sie tanzen. Dazu brauche ich natürlich einen Partner. Also schaue ich mich über Internet in der Tangoszene in Regensburg um. Erste Kontakte durch eine Tangoschule, nach einigen Tagen dann der Anruf eines Mannes, der bereit wäre, mit mir zu tanzen. Jetzt wird es allmählich spannend. Ich habe noch nie in der Öffentlichkeit getanzt, und nun muss ich mit einem mir völlig fremden Mann vor vielen Zuschauern auftreten - wahrscheinlich werde ich, wenn es soweit ist, vor Aufregung sterben, aber allein die Überraschung ist es schon wert, die Aktion zu starten. Die Vorfreude und Vorbereitung dieses Ereignisses beflügeln mich ungemein – im Moment kann mich gar nichts mehr schrecken.

1. Mai

Heute ist mein letzter Tag vor dem Urlaub, dann geht es eine Woche mit Hans in den Bayerischen Wald, anschließend zu Johannas Hochzeit. Ich habe noch eine Menge zu tun, doch als ich mich ans Werk machen will, erwischt es mich im Rücken: Ich komme nicht mehr hoch, höllische Schmerzen, Hexenschuss! Also bleibt mir nichts anderes übrig, als den Rest des Tages mit Wärmflasche und Schmerzmittel in Stufenlage auf dem Sofa zu verbringen. Zunächst bin ich wütend, weil wir doch morgen fahren wollen und ich am Sonntag mit dem „gemieteten“ Tangotänzer in Regensburg zum Probetanzen verabredet bin, und nun weiß ich gar nicht, wie das alles gehen soll. Aber langsam beruhige ich mich, akzeptiere die Lage, die ich ja sowieso nicht ändern kann, und bleibe liegen – ist sogar ganz schön, wenn nur die Schmerzen nicht wären. Erinnerungen kommen hoch: letztes Jahr am 1. Mai ging es mir auch nicht gut, da war ich mitten in der Chemotherapie, hatte plötzlich einen totalen Zusammenbruch und lag fast im Koma. Ist wohl nicht gerade mein Feiertag!

4. Mai

Wir sind im Bayerischen Wald angekommen. Mittlerweile kann ich wieder gerade stehen und gehen, aber an Tanzen ist nicht zu denken. So muss ich dem Tänzer erst einmal absagen, wir verschieben das Üben und damit die Unsicherheit und Spannung (wie wird er sein?) auf nächste Woche.

8. Mai

Endlich können wir nach Regensburg fahren, und ich treffe den Tänzer. Ich bin entsetzlich aufgeregt! Aber er begrüßt mich freundlich, ist nett und ganz locker und wir tanzen zweieinhalb Stunden sehr konzentriert miteinander. Es ist harmonisch, er zeigt mir noch ein paar schöne Figuren, und wir üben eine richtige kleine Choreographie ein. Dann besprechen wir alle Details für den Auftritt am Samstag, ich bin erleichtert und zufrieden, dass alles so gut geklappt hat. Ein Teil der Spannung hat sich damit gelöst, obwohl die Aufregung vor dem Auftritt natürlich bleibt.

9. Mai

Unser letzter Tag im Hotel, ich denke nur noch an die Hochzeit morgen. Abends klingelt plötzlich das Telefon, es ist der Tänzer, der auf einmal keine Lust mehr hat und einfach absagt! Ich kann es nicht glauben. Nachdem wir so schön miteinander getanzt haben, alles geprobt und besprochen - wo ist auf einmal das Problem? Bin ich ihm zu unsympathisch, oder tanze ich zu schlecht? Aber dann hätte er es doch gleich sagen können und nicht erst am Abend vorher. Wie auch immer, ich frage nicht weiter nach, aber die Enttäuschung ist riesengroß. Die ganze Aufregung, die Vorfreude, die Planung - alles vergeblich.

Doch so schnell gebe ich nicht auf. Ich habe nichts mehr zu verlieren und es gibt noch eine Chance. Ich weiß mittlerweile, dass unter den Gästen eine Freundin des Bräutigams ist, deren Mann Tango tanzen kann. Ich telefoniere mit M. Sie ist die einzige, die von meinem geplanten Auftritt weiß, ist für die Organisation verantwortlich und hat die Gästeliste. Sie sucht mir den Namen und die Telefonnummer der besagten Freundin heraus. Ich rufe dort an, erzähle der mir völlig unbekannten Dame meine Geschichte und frage sie, ob ihr Mann eventuell bereit wäre, morgen mit mir zu tanzen. Dabei stellt sich heraus, dass dieser Mann seit über zwanzig Jahren Tango tanzt, dass er der „Tangopapst von Regensburg" genannt wird und solche Auftritte problemlos meistert. Sie sagt mir trotz seiner Abwesenheit spontan zu, zumal sie es auch unmöglich findet, dass der andere Tänzer so plötzlich einen Rückzieher gemacht hat.

Welch ein Wechselbad der Gefühle: erst eine Zusage und ein erfolgreiches Tanzen, dann eine Absage und jetzt ein neuer Tänzer und wieder neue Spannung ...

10. Mai

Endlich der große Tag. Ich bin mindestens genauso aufgeregt wie die Braut. Als erstes mache ich mich auf die Suche nach dem Tango-Mann. Ich finde ihn, er macht einen guten

Eindruck und wir besprechen kurz den Auftritt am Abend. Der muss nun völlig improvisiert werden, vorher üben geht nicht mehr. Also bleibt mir nur, ihm ganz zu vertrauen und zu hoffen, dass er mich gut führt.

Es ist ein wunderbares Fest, aber unter der ständigen Anspannung weiß ich gar nicht, wie ich das alles aushalten soll. Ich renne dauernd durch die Gegend, kann kaum etwas essen und muss auch noch nach aussen hin ganz ruhig bleiben, damit Johanna nichts merkt. Endlich ist es soweit, das „Unterhaltungsprogramm" beginnt. Zuerst tritt eine bekannte Sängerin auf, anschließend eine professionelle Bauchtänzerin – dann wir. Ich kann nicht mehr denken, habe schweißnasse Hände, mir zittern die Knie, aber als ich die Bühne betrete und die Überraschung, die Fassungslosigkeit und die Freude in Johannas Augen sehe, da weiß ich: für diesen Augenblick hat sich alles gelohnt, es ist meine Bühne, mein Auftritt! Ich habe nur eine Brust, und jeder kann es sehen, aber ich lebe und fühle mich großartig, stark und glücklich wie nie zuvor. Die Musik beginnt, mein Tänzer hält mich vorsichtig im Arm, ich schließe die Augen, spüre seinen Körper und tanze, wie ich noch nie im Leben Tango getanzt habe. Das Publikum spendet uns tosenden Applaus, es ist überwältigend. Keiner glaubt uns, dass wir das vorher nicht zusammen geprobt haben, und ich bedanke mich bei ihm, der mir dies alles ermöglicht hat.

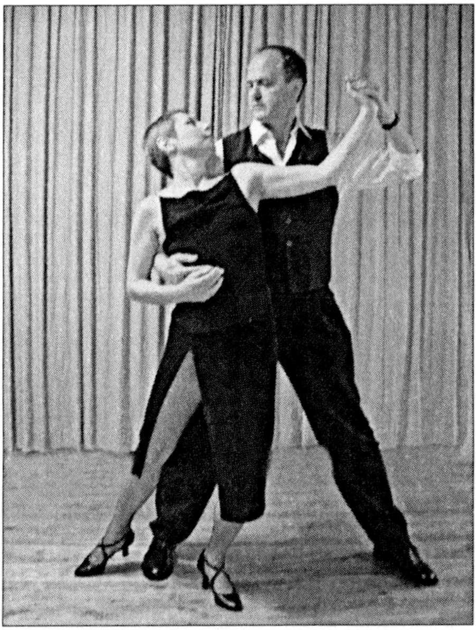

Ein Tango als Hochzeitsgeschenk für meine Schwester.

27. Mai

Nachdem es mir nun über zwei Wochen gut gegangen ist und ich alle Ereignisse und Aufregungen sogar ohne Kopfschmerzen überstanden habe, plagen mich seit einigen Tagen wieder heftige Rückenschmerzen. Ich versuche es mit intensiver konservativer Therapie, aber nichts hilft. Es wird immer schlimmer. Letzte Nacht bin ich mehrfach vor Schmerzen aufgewacht. Und auf einmal kommt die Angst auf, dass die Ursache dafür auch eine Metastase in der Wirbelsäule sein könnte. Ich will es zwar nicht glauben, aber das wollte ich letztes Jahr, als ich meine Diagnose bekam, auch nicht.

30. Mai

Noch immer Schmerzen. Nach wie vor wehre ich mich gegen die Vorstellung, dass in meinem Rücken eine Metastase sitzen könnte, aber ich muss etwas gegen die Angst und die Ungewissheit tun und gehe zur Kernspintomographie. Ergebnis: keine Metastase, „nur" eine kaputte Bandscheibe und degenerierte Wirbelgelenke. Das ist zwar kein schöner, aber ein akzeptabler Befund. Die Schmerzen beunruhigen mich nun nicht mehr so sehr. Ich soll mich viel bewegen (Tanzen ist gut!) und ordentlich meine Rückenmuskulatur trainieren. Ich fange gleich heute Abend damit an und gehe trotz der Schmerzen zur Gymnastik. Hinterher geht es mir tatsächlich besser.

7. Juni

Noch einmal Urlaub, dieses Jahr will ich wieder Segeln gehen. Meine Bootsfreunde begrüßen mich freundlich, aber doch irgendwie reserviert. Wahrscheinlich wissen sie nicht, wie sie sich mir gegenüber verhalten sollen. Auf dem Wasser merke ich schnell, dass ich zwar noch überall zupacken kann, aber im rechten Arm nicht mehr genügend Kraft habe, ein Segel ordentlich zu halten. Auch an der Pinne bekomme ich nach einiger Zeit taube Finger. Dazu kommt noch die große Hitze, die mir sehr zu schaffen macht; ich habe in den ersten Tagen ständig Kopfschmerzen. Es fällt mir schwer, damit klar zu kommen, denn ich bin immer gerne sportlich gesegelt und hatte nie Angst auf dem Boot. Nun fühle ich mich unsicher, weil ich mich nicht mehr auf meine Kraft verlassen kann. So bleibe ich die meiste Zeit an Land, auch um die anderen nicht zu gefährden, wenn ich in einer kritischen Situation nicht richtig reagieren kann. Am Ende wird der

Gedanke ans Aufgeben immer deutlicher – nach 25 Jahren begeisterten Segelns kein leichter Entschluss. Ich versuche jedoch, es zu akzeptieren und darüber nicht allzu traurig zu sein. Es hat keinen Sinn, den Dingen nachzuweinen, die ich nicht mehr kann, sondern ich werde mich über das freuen, was ich noch kann: tanzen, wandern, und vieles mehr.

4. Juli

Es sind schon wieder sind drei Monate vorüber, und die Nachsorge steht an. Die Ultraschalluntersuchung verläuft wie immer, alles ist in Ordnung. Die Blutwerte zeigen keine Besserung, Frau Dr. K. meint aber, ich brauche nichts dagegen zu tun außer guter Ernährung, viel spazieren gehen, es mir gut gehen lassen. Möglicherweise ist dies auch eine Nebenwirkung des Tamoxifens; ich werde es einfach weiter beobachten. Nur bin ich nach wie vor ständig müde.

7. Juli

Es gilt ein neues Abenteuer zu bestehen: nächste Woche findet anläßlich des 60. Geburtstages meines Chefs eine Feier in der Klinik statt. Die Mitarbeiter wollen ihm dazu ein kleines Programm mit Sketchen, Vorträgen, Liedern und Musik zusammenstellen. Jeder soll etwas dazu beitragen. Und da ich weder singen, noch Klavier spielen kann, biete ich an – beflügelt von dem Erfolg bei Johannas Hochzeit – einen Tango zu tanzen. Dies findet sofort Anklang beim Organisationskomitee. Doch dann bekomme ich Bedenken: Es ist doch etwas anderes, ob ich im Kreise von Familie und Freunden oder vor allen Kollegen der Klinik auftrete. Vielleicht werden sich die anderen über mich lustig machen, schließlich bin ich nach dem Chef die Älteste im Hause, und könnte mich genauso gut bescheiden im Hintergrund halten. Aber nun ist es raus und ich muss dazu stehen. Das heißt natürlich, dass ich wieder einen Partner brauche. Ich frage Udo, aber er mag nicht vor so vielen Leuten tanzen, also höre ich mich in meiner Tangoschule um und finde einen jungen Tänzer - noch Anfänger, doch sehr talentiert und bereit, diesen Auftritt mit mir zu gestalten. Das Besondere diesmal: wir werden zu Livemusik tanzen, Klavier und Saxophon. Eine etwas ungewöhnliche Kombination, aber es hört sich erstaunlich gut an.

15. Juli

Heute ist der Geburtstag. Wie zu erwarten, bin ich den ganzen Vormittag zu keinem klaren Gedanken fähig, meine Aufregung steigert sich stündlich. Wir haben nur einmal zusammen mit den Musikern geprobt, und ich muss mich wieder ganz auf die Führung meines Tänzers verlassen. Zehn Minuten vor Beginn der Feier ruft er an, er stecke im Stau, aber ich solle ganz ruhig bleiben, er sei bald da. Meine Nerven flattern, doch er hat sich bereits unterwegs im Auto umgezogen und kommt tatsächlich noch rechtzeitig an. Unsere „Bühne“ ist der Flur, die Zuschauer stehen dicht gedrängt am Rand und lassen uns nur wenig Platz zum Tanzen. Dann beginnt die Musik. Wir gehen langsam aufeinander zu, umeinander herum, beobachten uns gegenseitig aus den Augenwinkeln, bauen Spannung auf. Er streckt seine Hand nach mir aus, zieht mich zu sich hin und hält mich fest in seinen Armen. Ich vergesse die Zuschauer und alles um mich herum, bin ganz versunken in den Tanz, die Musik trägt uns, ich fühle mich wieder stark und glücklich. Es ist ein sehr gelungener Auftritt, und wir bekommen viel Applaus. Mein

Tänzer bedankt sich formvollendet mit einem Handkuss bei mir. Der Chef ist zutiefst beeindruckt, zunächst weiß er gar nicht, was er sagen soll, dann meint er: Ich wusste ja, dass Sie tanzen, aber dass Sie *so* tanzen können, das hätte ich nicht gedacht! Später sage ich ihm noch, dass dieser Tanz auch ein Dank ist für seine Unterstützung während meiner Krankheit im letzten Jahr, und dass ich zeigen wollte, wie sehr es sich lohnt, trotz oder vielleicht sogar wegen einer Krebserkrankung seine Wünsche und Ziele nicht aufzugeben. Daraufhin sagt er: Das werde ich Ihnen nicht vergessen!

Diesen Satz muss ich fest in meinem Herzen bewahren, damit er mir nicht zu Kopfe steigt.

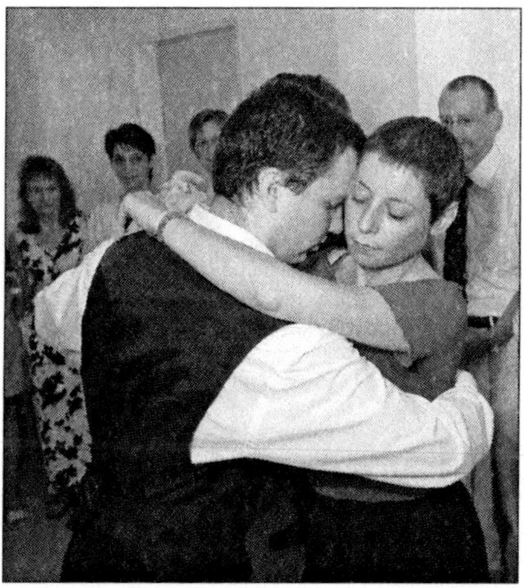

Tango für den Chef

Ja, das Leben ist wirklich schön.
Und ich werde dieses schöne und
intensive Leben weiter leben.

Epilog

Meine liebe Gabriele,

mitten im Leben hat Dich der Krebs heimgesucht wie eine Sturmflut die Küste. Aber Du hast einem Leuchtturm gleich standgehalten, hast alle Deine Kräfte, Deinen Mut und Deine Zähigkeit eingesetzt und Deinen Körper und Deine Seele hinüber gerettet ins neue Leben. Du hast nicht nur gelitten und voller Ängste den nächsten Tag erwartet, Du hast auch erfahren, dass Krankheit, Schmerzen und Angst Teile des Lebens sind, die zu akzeptieren waren und auch wichtige und letztlich wertvolle Erfahrungen mit sich gebracht haben. Du bist zwar körperlich etwas geschwächt aus dem Schlamassel heraus, Dein Geist und Deine Seele aber haben an Stärke uund Festigkeit gewonnen.

Möge nun ein neues, ein gutes, ein schönes Leben beginnen. Blicke jedem Tag mit nicht mehr von Angst getrübten, sondern mit vor Freude glänzenden Augen entgegen! Von allem Guten wünsche ich Dir das Beste.

Dein alter Vater.

Erklärungen der medizinischen Fachausdrücke

1	Sonographie	Ultraschalluntersuchung
2	Fibrom	gutartige Bindegewebsgeschwulst
3	Mammographie	Röntgendiagnostische Untersuchung der Brust
4	Histologie	mikroskopische (feingewebliche) Untersuchung
5	Quadrant	Viertelkreis
6	zerebral	das Gehirn betreffend
7	kardiologisch	das Herz betreffend
8	EKG (Elektrokardiographie)	Registrierung der Reizleitung im Herzen
9	Doppler	Verfahren in der Ultraschalldiagnostik
10	vaskularisiert	mit Blutgefäßen versorgt
11	Kernspintomographie (Magnetresonanztomographie, MRT)	bildgebendes Verfahren zur Diagnostik
12	Biopsie	Entnahme einer Gewebeprobe
13	multilokal (multizentrisch)	an mehreren Stellen gelegen
14	Mamma-Ca (Mamma-Karzinom)	Brustkrebs

15	*Flow*	Strömung; hier: Verteilungsgeschwindigkeit des Kontrastmittels
16	*Enhancement*	Anreicherung
17	axillär	in der Achselhöhle gelegen
18	Malignität	Bösartigkeit
19	Rekonstruktion	Wiederherstellen eines defekten Gewebeteils
20	Metastase	Tochtergeschwulst aus Absiedelung von Tumorzellen in einer anderen Region des Körpers
21	*Screening*	Suchtest, systematische Reihenuntersuchung
22	Röntgenthorax	Röntgenaufnahme des Brustkorbs
23	Abdomensonographie	Ultraschalluntersuchung des Bauchraums
24	Szintigraphie	bildgebendes Verfahren zur Untersuchung innerer Organe mit Hilfe von radioaktiv markierten Substanzen
25	adjuvant	zusätzlich unterstützend
26	invasiv ductal	aus den Milchgängen in das umgebende Gewebe einwachsend
27	Mastektomie (Ablatio mammae)	Amputation der Brust

28	*Sentinel*-Lymphknoten	Wächter-Lymphknoten, der erste Lymphknoten innerhalb eines bestimmten Lymphabflußgebietes
29	Technetium	chemisches Element
30	Her2-Rezeptor	Bindungsstelle für Wachstumsfaktoren auf der Oberfläche von Tumorzellen
31	Proliferation	Wucherung
32	GnRH-Analogon *(Gonadotropin-Releasing-Hormon)*	chemische Substanz, die einem im Gehirn produzierten Regulationshormon entspricht
33	Hypophyse	Hormondrüse im Gehirn
34	Pektoralismuskel	Brustmuskel
35	retrosternal	hinter dem Brustbein gelegen
36	Dormicum®	starkes Beruhigungsmittel
37	Prämedikation	medikamentöse Vorbereitung zur Operation
38	para	daneben
39	Tramal®	starkes Schmerzmittel
40	Redon-Drainage	Saugdrainage zur Ableitung von Wundsekret aus Operationswunden
41	Carcinoma in situ	Anfangsstadium einer Krebsgeschwulst

42 *Grading*	Einteilung von Tumoren nach ihrer Bösartigkeit
43 TNM-Klassifikation	Einteilung der Krankheitsstadien bei Krebserkrankungen (T = Tumor, N = Nodus (Lymphknoten), M = Metastasen)
44 Resektion	operative Entfernung
45 Enzyme	für den Zellstoffwechsel benötigte Eiweißstoffe
46 FEC (Fluorouracil, Epirubicin, Cyclophosphamid)	Medikamente zur Chemotherapie
47 Echokardiographie	Ultraschalluntersuchung des Herzens
48 subkutan	unter der Haut
49 Elektrolyte	Verbindungen, die für lebenswichtige Vorgänge im Körper benötigt werden
50 Kortison	Medikament, hier zum Schutz vor Übelkeit eingesetzt
51 Zytostatika	Medikamente, die Zellen in ihrem Wachstum hemmen oder zerstören
52 Antimetabolit	Substanz, die wichtige Stoffwechselprozesse blockiert oder verändert

53	zytotoxisch	zellschädigend
54	Alkylanz	Substanz, die die Zellteilungsvorgänge hemmt
55	Leukozyten	weiße Blutkörperchen
56	Hb (Hämoglobin)	roter Blutfarbstoff
57	Neupogen®	Medikament, fördert die Bildung weißer Blutzellen im Knochenmark
58	Zofran®	Medikament gegen Übelkeit bei Chemotherapie
59	Neutropenie	starke Verminderung einer Untergruppe von weißen Blutkörperchen
60	freie Radikale	sehr reaktionsfähige Moleküle, die zellschädigend wirken können
61	Mistel	pflanzliches Zytostatikum
62	Anaphylaxie	innerhalb von Minuten auftretende Überempfindlichkeitsreaktion
63	Menopause	Aufhören der Regelblutung in den Wechseljahren
64	Ovarektomie	operative Entfernung der Eierstöcke
65	Introjekt	tiefenpsychologisch: unbewußtes Selbstbild

66	Herceptin®, (Trastuzumab)	Medikament (Antikörper), das gegen bestimmte Rezeptoren (HER2) bei Brustkrebs gerichtet ist
67	Antihistaminikum	Medikament zur Behandlung von Allergien
68	*Staging*	Stadium; hier: Bestimmung der Ausdehnung eines bösartigen Tumors im Körpers
69	Onkologie	Teilgebiet der Medizin, das sich mit der Behandlung von Tumoren beschäftigt
70	Retina	Netzhaut des Auges
71	Endometriummalignom	Krebs der Gebärmutterschleimhaut
72	Korpus	Gebärmutterkörper
73	Zervix	Gebärmutterhals
74	LASH	*laparoscopic added supracervical hysterectomy*
75	Myom	gutartiger Tumor der Muskulatur
76	Inlay	Zahnfüllung
77	Rezidiv	Rückfall, erneutes Auftreten einer Krankheit nach Behandlung
78	Aromatasehemmer	Substanzen, die die Östrogenproduktion im Körper hemmen

79	Bepanthen®	Salbe zur Wundheilung
80	Parästhesie	Mißempfindung
81	Lymphödem	Anschwellen eines Körperteils durch Lymphstau
82	seborrhoische Dermatitis	schuppige Hautveränderung
83	Erythrozyten	rote Blutkörperchen

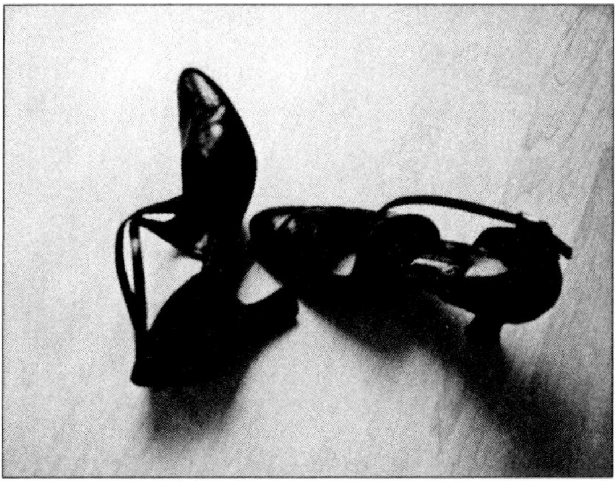